DE

L'ÉLECTROTHÉRAPIE

DANS LES MALADIES

DES APPAREILS GÉNITAL ET URINAIRE.

DE
L'ÉLECTROTHÉRAPIE

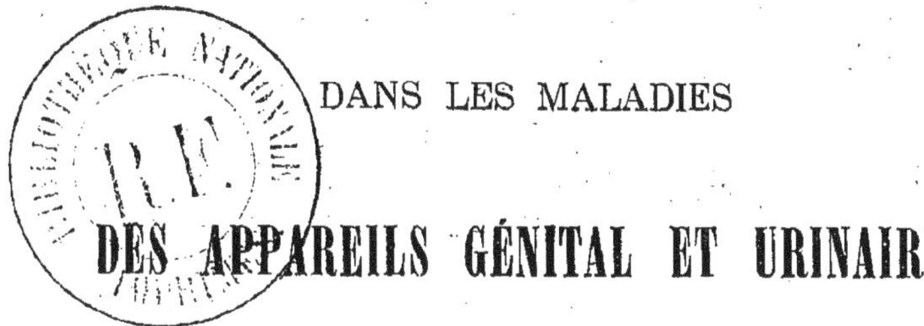

DANS LES MALADIES

DES APPAREILS GÉNITAL ET URINAIRE

PAR

LE Dr P. DELOULME.

AVEC FIGURES INTERCALÉES DANS LE TEXTE.

PARIS

J.-B. BAILLIÈRE ET FILS, ÉDITEURS

19, rue Hautefeuille, 19.

1872

L'ÉLECTROTHÉRAPIE

DANS LES MALADIES

DES APPAREILS GÉNITAL ET URINAIRE

A mesure que la médecine s'enrichit des ressources tous les jours plus nombreuses et plus fécondes que lui apportent les sciences dites accessoires, chacune de ses branches tend à profiter pour sa part des biens venus dans le domaine général.

C'est ainsi que la pathologie spéciale des organes génito-urinaires est venue depuis très-longtemps déjà demander à l'électricité de l'aider dans sa thérapeutique, et, malgré la parcimonie du concours que celle-ci lui a prêté, on peut dire cependant qu'elle a été peut-être la mieux favorisée.

Dans ce travail, nous passerons successivement en revue, sans adopter aucun ordre bien déterminé, les maladies des appareils urinaire et génital qu'on a traitées par l'électrothérapie ; telles sont : la rétention d'urine symptomatique de paralysie ou d'atonie vésicale, l'incontinence d'urine sous ses différentes formes, le catarrhe vésical si intimement lié à ces deux affections, l'hydrocèle, l'orchite, l'atrophie testiculaire, l'anaphrodisie et la spermatorrhée, les engorgements et les déformations de l'utérus, l'hypertrophie de la prostate, les spasmes et névralgies de l'appareil urinaire, et enfin les rétrécissements du canal de l'urèthre.

Nous dirons les tentatives qui ont été faites, les résultats obtenus ; et peut-être, chemin faisant, aurons-nous l'occasion d'indiquer quelques nouveaux points de vue dans la question.

CHAPITRE PREMIER.

Pour que la miction se fasse régulièrement, il faut qu'il y ait équilibre entre la puissance expultrice du corps de la vessie et la résistance de son col. Cet équilibre peut être rompu par des causes nombreuses et variées, mais qu'on peut rattacher à deux séries de circonstances différentes. Tantôt, en effet, l'urine ne sort pas ou sort incomplétement, quoique rien ne s'oppose à son cours, parce que les parois de la vessie ont perdu leur puissance expulsive en totalité ou en partie ; tantôt, au contraire, la vessie possède toutes les qualités nécessaires pour chasser l'urine au dehors dès qu'elle est suffisamment distendue; mais un point quelconque du conduit excréteur offre des obstacles qui rendent la sortie du liquide difficile ou même impossible : c'est-à-dire que la rétention d'urine peut être due soit à une *paralysie de la vessie, essentielle, primitive*, ou *symptomatique* d'une lésion du système nerveux, soit à une *atonie* de l'organe consécutive à un obstacle mécanique, à une lésion locale.

La *paralysie essentielle ou primitive* peut être due à un excès de fatigue qui porte d'autant plus aisément sur la vessie que le sujet est affaibli par l'âge ou par une maladie antérieure, à une névrose rhumatismale de la vessie, à certaines intoxications, par la vapeur de charbon, par exemple, et encore à un écart de régime, à un excès alcoolique ou vénérien, ou seulement à une impression de froid. MM. Michon, Monod, Mercier, Pétrequin, citent des cas qui ont trait à chacune de ces différentes causes et dans lesquels l'électricité a parfaitement réussi; elle est utile surtout et préférable aux autres moyens ordinairement employés, parce qu'il faut agir vite. Dans ces divers cas, dit M. Pétrequin, l'urine se trouvant arrêtée plus ou moins brusquement dans son cours, il s'établit pour la vessie un cercle morbide vicieux : d'un côté cet organe frappé d'asthénie ou de stupeur n'a pas la force suf-

.fisante pour réagir efficacement et rétablir la miction, de l'autre, le liquide en s'accumulant fait distendre la poche urinaire, et celle-ci perd de plus en plus son ressort par le fait même de cette distension rapide et considérable qui épuise sa résistance et anéantit sa contractilité; et il importe beaucoup d'empêcher que cet état se prolonge, sous peine de voir l'inertie de la vessie devenir paralysie et la rétention d'urine elle-même devenir plus rebelle et plus complète. Il est digne de remarque qu'au milieu de ces circonstances pathologiques, la rétention d'urine est souvent l'unique symptôme que l'on rencontre, et que, chez les vieillards surtout, tandis que le rectum et l'anus restent plus ou moins intacts, la vessie présente seule une de ces paralysies que l'on a appelées essentielles.

Les paralysies *symptomatiques* d'une lésion du système nerveux présentent quant à leur origine bien des incertitudes, et il est très-souvent difficile d'établir si elles sont cérébrales ou spinales; mais la question se complique encore de l'intervention du grand sympathique dont la fonction et les relations avec les grands centres ne sont pas encore suffisamment étudiées pour fournir à la pathogénie des bases certaines et vraiment scientifiques. M. Tripier pense que la majorité des paralysies viscérales, des paralysies vésicales notamment, appartiennent à la classe des paralysies spinales, et en l'absence d'indications fournies par l'état des centres nerveux, il leur applique directement la faradisation par courants de basse tension avec des excitateurs humides appliqués l'un au périnée, l'autre sur la région hypogastrique.

Telle est aussi l'opinion d'Althaus (On paralysis of the bladder, etc.) qui tient compte de la distinction des inerties vésicales en paralysies d'origine nerveuse centrale et atonies vésicales, et reconnaît l'efficacité de la faradisation contre les dernières. Contre celles qu'il fait dériver d'une affection du centre nerveux, il vante la galvanisation; mais ce n'est pas, comme pourrait le faire supposer le titre de son mémoire, au courant continu qu'il a recours; car il avoue qu'employant le procédé par excitation extérieure, et laissant l'excitateur positif en place au desssus du pubis, il interrompt le courant brusquement toutes les trois secondes au niveau de l'excitateur négatif placé sur la nuque ; c'est donc à la galvanisation discontinue qu'il a recours. Il cite dans son mémoire trois observations dont je transcris seulement les titres :

Obs. **1.** *Paralysis of the bladder from syphilitic disease of the pedunculus cerebri.*

Obs. **2.** *Hysterical paralysis of the bladder.*

Obs. 3. *Paralysis of the bladder from disease of tthe lumbar portion of the spinal cord.*

Les paralysies ou plutôt les *atonies* vésicales symptomatiques d'un obstacle qui s'oppose mécaniquement à la libre émission de l'urine, tiennent à des causes nombreuses et variées, telles que les rétrécissements et plusieurs autres maladies de l'urèthre, des lésions de la prostate et du col vésical, des fongus, tumeurs et autres états morbides des parois vésicales ou du col. Elles peuvent se développer de plusieurs manières ; mais le plus souvent, d'après M. Pétrequin (Bulletin de thérapeutique médicale et chirugicale), c'est de la façon suivante que les choses se passent : Un obstacle survient sur le trajet des voies excrétoires ; la vessie réagit au début ; mais à mesure que l'obstacle augmente, le succès diminue ; ce surcroît d'énergie entraîne à la longue l'hypertrophie des parois vésicales pour les besoins de la lutte ; mais la vessie finit par ne plus pouvoir se vider entièrement ; elle se fatigue et s'énerve ; ses parois ne pouvant plus complétement revenir sur elles-mêmes, il en résulte que cette tension prolongée leur fait perdre leur ressort, et que malgré leur hypertrophie musculeuse, elles arrivent à se paralyser par le fait de l'obstacle qui résiste toujours. Il y a finalement hypertrophie et paralysie de la vessie.

L'électricité peut ici rendre de notables services dans deux circonstances différentes :

1° Supposons que l'obstacle disparaisse ou diminue, on est loin alors de voir se vérifier l'aphorisme : *Sublata causa, tollitur effectus :* le mal est consommé et persiste après la cause qui l'a produit. La paralysie vésicale subsiste comme maladie. Ce résultat fâcheux est généralement plus hâtif et plus tenace chez les sujets débiles et surtout chez les vieillards.

2° Supposons, et c'est là un diagnostic important à établir, que l'obstacle soit médiocre et incomplet ; dès lors un surcroît dans l'énergie de la vessie pourra le vaincre, ou du moins rendre son influence moins sensible. Car, comme l'asthénie vésicale peut porter à croire qu'on a affaire à un obstacle plus considérable que celui qui existe, de même la suractivité de cet organe peut amoindrir les effets de la résistance qu'on a réellement à combattre : telle est une hypertrophie modérée de la prostate. En dehors de ces deux cas, il y aurait de grandes chances d'insuccès et peut-être de danger. Voici quelques observations de ce genre, où l'électricité a parfaitement réussi.

C'est d'abord le fait d'un homme de 65 ans, atteint de rétention d'urine, chez lequel M. Michon constata une hypertrophie du lobe droit de la prostate qui faisait saillie dans le rectum. Il fut guéri en quatre séances électriques (*Bulletin de Thérapeutique*, t. XXXVII).

—Un vieillard, de 70 ans, présente une rétention complète d'urine. M. Bonier trouve un développement assez considérable du lobe droit de la prostate, et obtient la guérison par l'électricité en quatre séances de quelques minutes (*Bulletin de Thérapeutique*, t. XXXIX).

— Un ancien soldat, âgé de 60 ans, est affecté de paralysie vésicale à la suite d'un refroissement. M. Frazer, de Montréal, reconnaît que la prostate est un peu volumineuse ; après qu'on eut essayé sans succès le seigle ergoté, un vésicatoire au périnée, la strychnine, etc., la guérison eut lieu en quelques séances électriques. (*Ibid.*, t. XLVII.)

Dans une paraysie vésicale, liée à une hypertrophie du lobe moyen de la prostate, chez un malade de 50 ans, MM. Philippeaux et Diday ont de la même manière obtenu une guérison presque complète, bien que le mal datât de deux ans.

Le mécanisme indiqué par Pétrequin est celui que M. Mercier invoquait contre Civiale, qui, pour expliquer l'atonie essentielle admet l'atrophie vésicale, que l'on rencontre, dit-il, dans la plupart des cas. M. Mercier, dès 1840, établissait en effet que les

paralysies essentielles de la vessie chez le vieillard sont extrê-
mement rares et que rarement la rétention tient à une faiblesse
primitive des fibres vésicales qui la plupart du temps sont hyper-
trophiées malgré cette inertie, et parce qu'il y a ou hypertrophie
de la prostate ou une valvule du col, obstacle contre lequel la vessie lutte de plus en plus. M. Mercier ne nie pas absolument la
paralysie essentielle ; mais, tandis que pour Civiale elle existe
dans la plupart des cas, lui, ne l'a trouvée que trois fois. Lorsque
nous parlerons plus loin des effets de l'électricité dans les engorgements de la prostate, on verra combien de ressources elle peut
offrir dans ces cas d'atonie par hypertrophie prostatique. Alors,
en effet, l'obstacle ayant disparu ou diminué beaucoup, l'élec-
tricté réussit sûrement, employée contre la distension qui a
rendu inertes les fibres musculaires.

On trouve dans la thèse de M. Rivals (Paris, 1860) deux observations prises dans le service même de M. Michon, qui viennent
à l'appui de ce que nous avançons: dans la première, la prostate était peu augmentée de volume, mais il s'était formé un
abcès uréthral qui suffisait amplement à expliquer la rétention
d'urine; dans la seconde, la prostate était très-notablement
hypertrophiée. Les sujets de ces observations traités par la
faradisation sortirent guéris, le dernier au moins, car le premier, conservant encore des lésions de la prostate, hypertrophie
et abcès, avait la vessie encore un peu paresseuse.

Dans la clinique du D‍r Mallez, nous avons eu souvent l'occasion
de constater cette hypertrophie des parois vésicales, liée à une
augmentation de volume de la prostate et se traduisant par la
rétention d'urine; nous avons éprouvé plusieurs fois à l'extrémité
de la sonde la sensation d'un carton assez dur et épais; mais
nous croyons que dans ces cas l'hypertrophie était trop considérable et trop ancienne pour pouvoir être modifiée avantageusement par l'électricité.

MM. Legros et Onimus rapportent deux cas de guérison de rétention d'urine, observés dans le service du professeur Dolbeau.
Dans le premier, il s'agit d'un homme de 74 ans, qui souffrait
depuis longtemps de la vessie, et se sondait depuis plusieurs
années. Après la deuxième séance de galvanisation continue à
courant descendant appliqué sur la partie inférieure de la

moelle, le malade urinait sans sonde ; et, au bout de huit séances, dans lesquelles on plaçait un pôle dans la vessie et l'autre sur la colonne vertébrale, la guérison fut complète pendant un an, après lequel le malade mourut de pneumonie.

Le second malade était âgé de 50 ans ; au bout de trois à quatre séances, la miction était normale, et, après dix séances, le jet d'urine était vigoureux.

M. Duchenne (de Boulogne) mentionne des cas de rétention d'urine qu'on rencontre, dit-il, dans certaines paraplégies où la vessie n'est pour rien dans la difficulté de la miction, et les attribue à une paralysie des muscles de l'abdomen ; les preuves qu'il en donne ne nous paraissent pas suffisantes. Il dit, en effet, que l'urine sort avec force quand on introduit une sonde dans la vessie ; mais ce fait se reproduirait pareillement dans le cas de simple occlusion du col par une valvule. Il nous paraît être mieux dans le vrai, quand il dit qu'il suffit quelquefois de faradiser les muscles abdominaux pour rendre l'émission des urines facile ; il peut se faire, en effet, que la vessie soit dans un tel état d'atonie que l'intervention des muscles abdominaux soit indispensable pour produire la miction. Quant à la dysurie par paralysie du diaphragme, dans laquelle les malades seraient obligés de faire de grands efforts pour vaincre la résistance du col et du sphincter de la vessie, il faut attendre, pour l'admettre, que des faits viennent en démontrer l'existence.

L'anesthésie de la muqueuse vésicale peut exister indépendamment de la paralysie de la tunique musculeuse, et donner lieu à des résultats identiques. Les malades ne sentant pas le besoin d'uriner, la vessie se laisse distendre par l'urine, et cette distension forcée peut amener une paralysie des fibres musculaires et donner, en outre, naissance à des replis valvulaires qui ferment l'orifice du col. M. Duchenne cite, à l'appui de ce fait, une observation très-remarquable dont le sujet fut guéri par la faradisation. Pendant trois ans, dit-il, cette anesthésie avait résisté à des médications variées, et, en quinze séances de faradisation du col de la vessie, celle-ci recouvra sa sensibililité ; mais l'émission volontaire de l'urine ne se maintint pas, à cause d'un repli valvulaire qui s'était formé.

Avant d'aborder l'étude des applications et des indications de l'électricité comme agent thérapeutique, dans les cas particuliers où elle peut être utile, nous dirons un mot seulement des médicaments qu'on a cru devoir employer dans ces mêmes cas, pour montrer leur inutilité, ou même leur nocuité.

En première ligne se trouve la strychnine; mais par son action spéciale sur le système nerveux, elle n'est indiquée que dans les paralysies vésicales qui tiennent à une lésion des centres nerveux, et, en supposant même qu'elle pût agir directement sur la vessie, comme le pensent encore aujourd'hui quelques médecins, elle devrait être rejetée, à cause de son action tétanisante, peu favorable à exciter la contractilité de la vessie dans les limites voulues, et de la presque certitude où l'on est de dépasser le but que l'on se propose.

Il en est de même du seigle ergoté, dont on a vanté l'action sur la vessie, et dont il est difficile de mesurer le pouvoir. Si l'on en juge cependant par son action sur les fibres de l'utérus, il doit produire des contractions permanentes contraires au jeu physiologique des fibres musculaires qui doivent alternativement se contracter et se relâcher.

Les diurétiques et les préparations cantharidiennes iraient évidemment contre le but qu'on se propose, les premiers en augmentant le travail des fibres musculaires, et les secondes en exposant presque sûrement le malade à une cystite et à des contractions douloureuses.

Les injections froides ont aussi été préconisées, et nous avons vu souvent M. Mallez les employer utilement; mais c'était plutôt dans des cas de parésie vésicale que dans des cas d'atonie ou de paralysie due à un obstacle matériel, avec hypertrophie des parois; dans ces derniers, comme dans ceux qui dépendent d'une lésion des centres nerveux, l'eau, fût-elle même glacée, ne constitue pas un excitant assez énergique.

C'est donc à l'*électricité* qu'il faut avoir recours; elle constitue, entre les mains du praticien, un moyen direct d'une fidélité incontestable. Il s'agit seulement d'en fixer les *indications* d'une façon précise. Or, voici comment s'exprime à ce sujet M. Rivals, probablement d'après les conseils de M. Michon :

« 1° Les paralysies de la vessie ne seront jamais guéries par l'é-
lectricité, toutes les fois qu'elles seront sous la dépendance d'une
lésion grave du système nerveux.

« 2° Les atonies vésicales à marche chronique, causées par un
obstacle de longue durée, pourront s'améliorer par le galvanisme ; mais elles n'auront chance de disparaître qu'après l'en-
lèvement de l'obstacle qui a déterminé l'atonie.

« 3° L'électricité est le seul remède complétement efficace
contre l'atonie qui succède à une distension plus ou moins
brusque de la vessie, distension survenue après l'apparition d'un
obstacle quelconque, qui lui-même a disparu plus ou moins rapidement. »

Ces conclusions, posées en 1860, ne nous paraissent pas devoir
être modifiées aujourd'hui, du moins quant à leur signification
générale; et les divergences d'opinions qui règnent encore relativement aux fonctions des différentes branches du système nerveux, ne sont pas faites pour éclairer beaucoup la question. On
peut dire cependant qu'elle a fait un pas depuis quelques années,
et que les paralysies vésicales d'origine cérébrale ou spinale,
auxquelles M. Rivals fait allusion, sont sinon guéries, du moins
avantageusement modifiées par l'électricité, à moins toutefois
que la lésion ne soit tellement grave que toute relation est interrompue entre la vessie et les centres nerveux; et encore dans
certains cas pourra-t-on agir sur le réservoir urinaire, après
s'être adressé tout d'abord à la lésion nerveuse, directement par
l'électricité, ou indirectement par quelque autre médication.

*Quelle espèce d'électricité faut-il employer dans le traitement des ma-
ladies de la vessie?*—Aujourd'hui le doute n'est plus permis sur cette
question. C'est à la faradisation qu'il faut recourir : le courant
induit remplit en effet le mieux les indications; il fournit, dans
un temps donné, un grand nombre d'interruptions, et, par suite,
des excitations multiples qui, en peu de temps, font contracter
un grand nombre de fois les parois de la vessie. Tous les auteurs cependant ne partagent pas cette opinion, et il en est qui
ont employé ou qui emploient encore les courants continus,
d'accord en cela avec certaines idées théoriques qu'il serait trop
long d'énumérer ici ; leurs procédés opératoires varient aussi

selon la façon dont ils ont envisagé les paralysies et les causes auxquelles ils les ont rattachées.

« Dans toutes les opérations faradiques pratiquées sur la vessie, dit M. Duchenne, cet organe doit être préalablement vidé, comme dans la faradisation du rectum. Sans cette précaution, l'excitation, loin d'être limitée aux parois de ces deux organes, serait portée jusque dans le plexus sacré et hypogastrique.

« Si l'on veut faradiser les fibres musculaires du col de la vessie, un excitateur terminé en olive est placé dans le rectum, une sonde métallique courbe, isolée par une sonde en caoutchouc, excepté à son extrémité vésicale, et dans une étendue de deux ou trois centimètres, est ensuite introduite dans la vessie et mise en rapport avec un des pôles de l'appareil. Quand celui-ci est en action, la sonde est ramenée de manière que son extrémité vésicale se trouve successivement en contact avec tous les points du col vésical. Le malade soumis à cette opération ressent des contractions résultant de l'excitation des fibres musculaires qui concourent à former le sphincter du col de la vessie. Veut-on réveiller ou la sensibilité ou la contractilité du col de la vessie, l'excitateur vésical est promené en tous les points de sa surface interne. Il est rare que je doive recourir à cette opération dans les paralysies de la vessie qui compliquent les paraplégies; il me suffit presque toujours alors de faradiser énergiquement les parois de l'abdomen pour rétablir la miction. Si on ne peut porter le réophore dans la vessie, on le met humide sur la région hypogastrique. » Et il ajoute « que le courant de la première hélice excitant plus vivement la sensibilité que le courant de la seconde hélice, il faut employer le premier dans l'anesthésie et le second dans la paralysie musculaire. »

Ces principes donnés par M. Duchenne sont excellents de tous points, et quoique M. Rivals émette cette opinion que le caoutchouc qui entoure la sonde est inutile, parce qu'il se trouve pressé dans des parties d'une humidité continuelle, qui bientôt lui font perdre sa non-conductibilité, nous pensons qu'il vaut mieux l'employer, attendu que les séances sont généralement trop courtes pour que l'humidité ait le temps de le pénétrer,

Lorsque l'excitation électrique du rectum offre des inconvénients, M. Duchenne se sert d'un réophore vésical double, qui se
compose de deux tiges métalliques flexibles, introduites dans
une sonde à double courant qui les isole l'une de l'autre. Quand
on rapproche leurs extrémités pour les introduire dans la vessie,
elles n'offrent plus que la forme d'une sonde ordinaire.

Cet instrument présente un inconvénient, qui consiste dans le
rapprochement trop facile des extrémités terminales dans la
vessie. M. Duchenne l'a reconnu lui-même, et s'il ne l'a pas
avoué, il a du moins renoncé à l'instrument.

Pétrequin agit également dans la vessie et le rectum, ou dans
la vessie et sur l'hypogastre ; mais il laisse l'urine dans la vessie,
afin, dit-il, qu'elle serve de conducteur à toute la surface interne de l'organe.

Si Pétrequin n'atteint pas le but qu'il se propose, il en est un qui
se réalise en laissant l'urine dans la vessie ; c'est la diminution de
la douleur causée par les contractions de l'organe, douleur qui est
d'autant plus forte que ce dernier est plus près de l'état de vacuité.
Ce liquide peut en outre empêcher les parois vésicales de venir
se froisser plus ou moins fortement contre l'extrémité de la
sonde. Un troisième avantage que l'on peut retirer de la présence
du liquide dans la vessie, consiste dans la possibilité de suivre
les progrès du traitement. Si, en effet, après une séance de faradisation, le malade urine seul, c'est que la médication est bonne
et qu'il faut la continuer.

Mais un fait assez curieux, c'est que tandis que Duchenne re-
commande de vider la vessie pour éviter que des actions réflexes
prennent naissance par le plexus hypogastrique, Pétrequin dit
au contraire que c'est là ce qui se passe habituellement, et que
toute action des courants électriques tend à se propager à l'ensemble du système nerveux et à produire des effets réflexes
d'autant plus redoutables que ces courants ont plus d'intensité.
Ainsi ces deux auteurs redoutent les actions réflexes ; mais telle
n'est pas l'opinion de Rivals, interprète sans doute de l'opinion
de Michon. Voici comment il s'exprime : « Aucun d'eux, ne dit
en quoi consistent ces actions réflexes, et leurs craintes sont

toutes théoriques. Sans doute ils supposen ceci : le couran.
électrique lorsqu'il n'est pas borné à la fibre musculaire, se pro-
page aux nerfs qui régissent cette fibre, et sans s'arrêter là, remonte jusqu'à la moelle, comme cela se passe dans les actions
réflexes, puis de là redescend dans un organe quelconque pour
y causer soit des contractions, soit des excitations intempestives.
Mais où est la preuve de tout cela ? où sont les faits qui présentent cette complication ? on n'en trouve pas. Dans les observations que nous étudions, le rectum se contracte seul avec la
vessie. Mais cela est tout naturel, puisqu'il est aussi traversé par
le courant électrique. » Il ajoute: « Nous ne connaissons jusqu'à présent d'autre phénomène que celui d'un malade de
Michon qui fut pris d'un tremblement presque général, mais
surtout aux muscles de l'abdomen. Le tremblement cessait dès
que l'appareil s'arrêtait, et recommençait dès qu'on mettait l'appareil en mouvement. Nous ne signalons ce fait que comme une
action réflexe très-curieuse qui n'a aucune espèce d'inconvénient
pour le malade. » M. Rivals est ici en contradiction avec lui-
même, puisqu'il apporte la preuve d'un fait qu'il nie quelques
lignes plus haut.

Assurément il peut se produire des actions réflexes et l'on a
raison de nous mettre en garde contre leurs inconvénients et
même leurs dangers. Comment peut-il en être autrement quand
on voit l'irritation de l'ovaire, de l'utérus et des nerfs des membres, donner naissance à des attaques hystériques ; des mouvements rotatoires déterminés par la seule irritation du nerf au-
ditif; la paralysie agitante produite dans certains cas par des
plaies des membres, des calculs de la vessie, des reins, des uretères, déterminer des spasmes et des contractions douloureuses,
des convulsions, le ténanos, occasionnés par une légère blessure
du pied ? Tous ces faits et beaucoup d'autres encore ont été cités
par M. Brown-Séquard dans une de ses leçons, et il n'y a pas de
doute que l'irritation électrique de la vessie ne puisse, comme la
simple compression de l'ovaire, produire des phénomènes réflexes, et si on ne les observe pas dans la majorité des cas, c'est
qu'ils exigent pour se manifester des conditions particulières,

telles qu'une trop grande intensité des courants, une susceptibilité individuelle exagérée.

MM. Mallez et Tripier, pour faradiser la vessie, emploient comms
excitateurs tantôt une sonde vésicale isolée jusqu'à quelquee
centimètres de son extrémité, avec un bouton très-humide appliqué au-dessus du pubis ou sur le périnée; tantôt deux boutons humides, l'un périnéal, l'autre sus-pubien, tantôt enfin un
bouton sus-pubien et un excitateur rectal olivaire appuyant sur
la face postéro-inférieure de la prostate.

En général, dans les cas d'atonie ou de paralysie de cause locale, quatre à cinq séances suffisent pour rendre à la vessie sa
contractilité; elles doivent durer de trois à cinq minutes et être
renouvelées tous les jours ou tous les deux jours, tous les trois
jours même, selon la susceptibilité individuelle.

Mais lorsque la paralysie vésicale tient à une cause cérébrale
ou spinale, la durée et l'énergie du traitement sont subordonnées à l'affection primitive dont elle n'est qu'un symptôme.
Aussi la difficulté réside-t-elle principalement dans le diagnostic
étiologique et non dans le manuel opératoire de la faradisation.

Dans des cas où l'inertie vésicale liée à une paralysie cerébrale
se produisait par des alternatives de rétention incomplète et
d'incontinence, M. Tripier a vu les symptômes vésicaux amen-
dés par le traitement dirigé contre l'affection nerveuse :
la galvanisation continue ascendante, dirigée du sacrum à la
nuque, lui a donné de bons résultats chez deux malades atteints
de paraplégie cérébrale.

Quel appareil faut-il employer?

La réponse à cette question nous est rendue facile par une note
que nous empruntons à M. Tripier (Des applications immédiates
du courant voltaïque. *Tribune médicale*, 1871, et *Traité d'électrothérapie*, 1861.

« Les appareils d'induction en usage en médecine sont tous,
dit ce savant électrothérapiste, malgré leur apparente variété,
construits sur un type uniforme, comprenant deux hélices qui
donnent, l'une des courants induits de haute tension, l'autre
des extra-courants de tension plus faible. La nécessité de
donner passage dans le fil de cette dernière hélice au courant

d'un moteur sans tension, le fait choisir plus gros et moins long que le fil du circuit induit.

« La partie fondamentale de ces appareils consiste dans la pile A, et dans son conducteur interpolaire enroulé sur une bobine B. (fig. I).

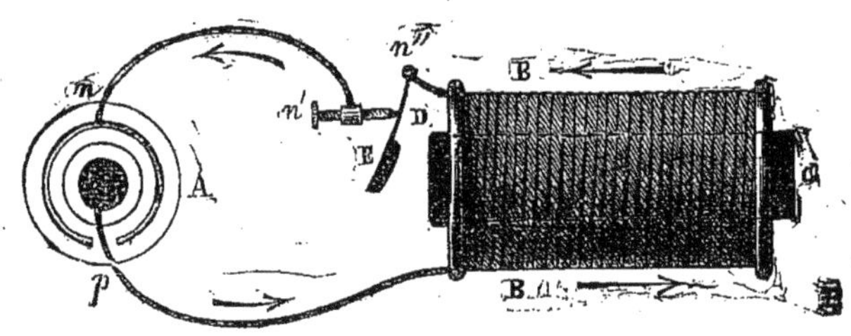

Fig. 1.

«Les interruptions du courant pourraient être déterminées par des mécanismes interrupteurs variés; mais on a recours presque exclusivement aujourd'hui à une disposition due à Nœff, de Francfort, disposition dans laquelle l'action même du courant sert à produire les interruptions.

«Pour atteindre ce résultat, on place un barreau de fer doux C dans l'intérieur de la bobine sur laquelle s'enroule le fil qui constitue le circuit interpolaire. En outre, le circuit est fermé en un point de son trajet par un ressort métallique D, auquel est soudée une petite masse de fer doux E. Pendant que le courant passe, le barreau C, situé dans l'axe de la bobine B, prend des propriétés magnétiques, attire la petite masse de fer doux E en surmontant la faible résistance du ressort métallique D auquel elle est fixée. Du moment où le ressort a cédé, le circuit n'est plus fermé; le courant cesse de passer; le barreau de fer doux perd son aimantation et cesse d'attirer la petite masse de fer, qui est ramenée dans sa position première, au contact de la vis n', par l'élasticité du ressort qui la porte. Dès |lors le circuit est fermé de nouveau ; le courant recommence à le traverser, et les mêmes phénomènes se produisent.

« Chaque fois que le courant passe, l'aimantation du fer doux ouvre donc le circuit, qui se referme bientôt, parce que le barreau perd son aimantation dès qu'elle a déterminé l'ouverture du circuit.

« C'est ainsi que l'action inductrice qu'exerce le courant lui-même sur un barreau de fer doux placé dans son trajet est utilisée pour imprimer à un trembleur un mouvement de va-et-vient qui rompt et rétablit alternativement la continuité de l'arc interpolaire.

« A chaque fermeture du circuit celui-ci est traversé par le courant de la pile, affaibli dans le premier instant par l'extra-courant inverse de fermeture.

« A chaque rupture, le fil est traversé au contraire par un extra-courant direct d'une énergie relativement considérable.

« La rapidité des oscillations du trembleur est assez grande pour que l'action du courant de la pile, diminuée de celle de l'extra-courant inverse, soit négligeable ; l'effet qu'il est donné d'utiliser doit donc être attribué presque exclusivement à l'extra-courant direct de rupture.

« Pour recueillir cet extra-courant, on fixe un fil de dérivation aux deux points n'' et p' du circuit primitif (fig. 2).

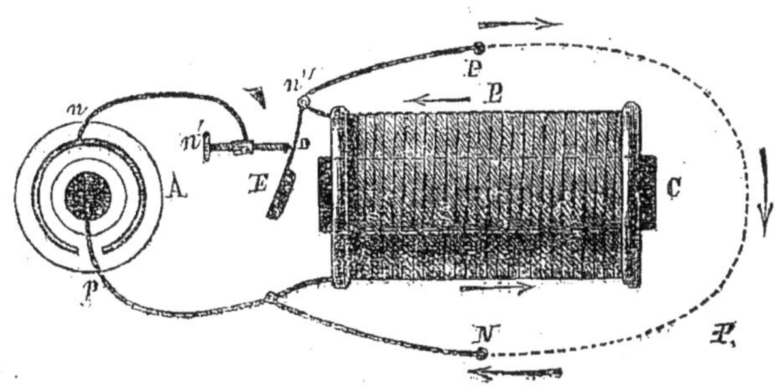

Fig. 2.

Utilisation de l'extra-courant. — A, pile. — $nn'Dn''$, électrode négatif. — pp', électrode positif. — B, bobine. — C, barreau de fer doux. — DE, trembleur. — n''P, p'N, fils de dérivation. — n''PNp', trajet de l'extra-courant direct ou de rupture. — Les flèches figurent le trajet de l'extra-courant direct dans le circuit constitué, au moment de la rupture des communications en D, par le fil enroulé sur la bobine, les fils dérivateurs et le corps du sujet en expérience.

Ce fil de dérivation est toutefois interrompu de manière à présenter quatre chefs. Les deux chefs extrêmes répondent aux points de dérivation. Quant aux chefs intermédiaires, ils sont représentés par deux bornes métalliques, P, N. Le circuit de dérivation est fermé par le sujet soumis à l'action du courant quand on le fait communiquer simultanément avec les deux boutons N et P qui répondent à la solution de continuité du fil de dérivation.

« A chaque oscillation du trembleur le patient est ainsi traversé par un courant direct et instantané qui est l'extra-courant direct.

« Il importe de tenir compte d'une condition qui contribue à augmenter l'énergie des extra-courants inverses et directs. Nous voulons parler des actions inductrices qu'exercent sur la bobine l'aimantation et la désaimantation de la tige de fer doux située dans son intérieur. Ces actions inductrices sont de même sens que celles produites par l'ouverture et la fermeture du circuit ; elles s'ajoutent donc à elles pour accroître la force des extra-courants. Or, si l'on considère que l'extra-courant de fermeture, courant induit *inverse*, contrarie l'effet que pourrait donner le courant de la pile, on reconnaîtra que la présence du barreau de fer doux dans l'intérieur de la bobine, en même temps qu'elle augmente l'énergie de l'extra-courant direct ou de rupture, tend à rendre son influence exclusive en aidant à la neutralisation des effets qui pourraient être en rapport avec la fermeture du circuit.

« Dans les appareils volta-faradiques aujourd'hui en usage, l'action inductrice du courant voltaïque n'est pas employée seulement dans le but d'obtenir les commotions données par l'extra-courant. On utilise aussi les courants induits développés dans un circuit métallique voisin.

« Si l'on recouvre la bobine appartenant au circuit voltaïque ou inducteur d'une seconde bobine (fig. 3), cette dernière sera traversée par un courant induit *inverse* au moment où le courant de la pile commence à passer dans la première et par un courant induit *direct* au moment où le courant inducteur cesse de passer.

« Aux actions inductrices du courant voltaïque sur le circuit de la seconde bobine s'ajoutent celles exercées dans le même sens par les aimantations et désaimantations du barreau central.

Ces dernières sont encore les plus fortes.

« Il résulte de là que le circuit auquel appartient la bobine B' est traversé par des courants instantanés alternativement inverses et directs. L'apparition des courants inverses, qui coïncide avec les établissements du courant voltaïque, est due à l'influence combinée de l'établissement du courant et de l'action inductrice du barrreau central ; elle est contrariée par l'influence inductrice de l'extra-courant inverse que nous savons être d'une importance relativement faible. Quant à l'apparition des courants directs, qui coïncide avec les interruptions du courant voltaïque, elle est liée à la fois à la rupture du circuit inducteur et à l'influence inductrice du barreau central ; enfin elle est contrariée par l'influence de l'extra-courant direct ou de rupture. Toutefois celle-ci doit être de peu d'importance lorsqu'on la compare à la précédente ; car, si l'on observe comparativement les

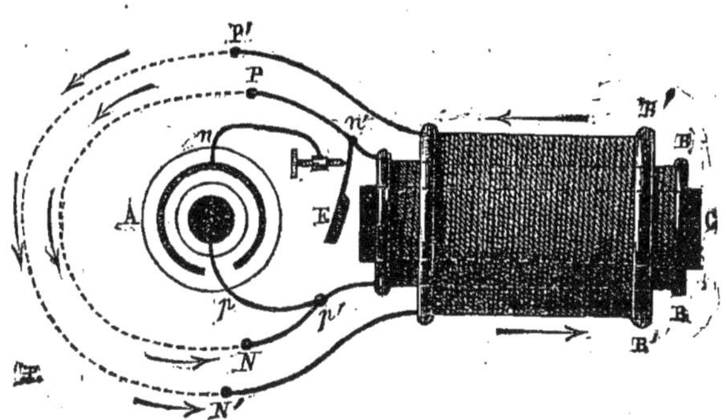

Fig. 3.

Circuit parcouru par l'extra-courant direct, et circuit parcouru par le courant induit de rupture (direct). — A, pile. — *nn'*, électrode négatif. *pp'*, électrode positif. — B, bobine sur laquelle est enroulé le fil interpolaire. — *n'*P, *p'*N, fils de dérivation. — *n'*PN*p'*, trajet de l'extra-courant direct. — B', bobine sur laquelle est enroulé le fin du circuit induit. — P', N', bornes pour recueillir les courants induits.— Les flèches qui accompagnent les lignes ponctuées PN et P'N' répondent à la direction des courants de rupture dans la partie du circuit extérieur à l'appareil ; celles figurées en dehors de la bobine extérieure indiquent la direction de ces courants dans chacune des bobines.

courants induits inverse et direct, c'est-à-dire de fermeture et de rupture, le dernier agit bien plus vivement sur la sensibilité et la contractilité; il est même le seul que nous ayons perçu en employant plusieurs des appareils médicaux en usage.

« Le fil de la seconde bobine ne forme pas un circuit métallique complet; il présente deux chefs arrêtés à des boutons métalliques P', N' avec lesquels le patient doit être mis en communication.

« Etant donné cet appareil dont le type inévitable était commandé par des nécessités physiques, M. Duchenne (de Boulogne) a constaté que les contractions musculaires étaient, d'une manière générale, mieux provoquées par les extra-courants, tandis que les réactions de la sensibilité étaient plus vives sous l'influence des excitations par les courants de l'hélice induite. De là les indications très-différentes qu'il a formulées relativement à l'emploi des courants qu'il appela d'abord improprement courants induits de premier ordre et de second ordre, indications très-nettes et parfaitement justifiées par la pratique.

« La proposition de M. Duchenne m'a paru toutefois comporter un amendement qui n'en modifie pas essentiellement la portée générale : tandis que les extra-courants de l'appareil dont il vient d'être question, provoquent mieux les réactions musculaires, les courants induits provoquent mieux les réactions nerveuses : celles de la motricité aussi bien que celles de la sensibilité.

« Le fait signalé par M. Duchenne pouvait comporter à priori deux explications. La différence des effets observés pouvait tenir, soit à ce que les extra-courants offrent une orientation constante, tandis que les courants de la bobine induite sont de directions alternativement renversées; soit à ce que les grosseurs des fils enroulés sur ces bobines étant très-inégales, la tension des courants dans la seconde est considérable, la quantité étant presque nulle, cet écart entre la tension et la quantité étant moins marqué dans la bobine de l'extra-courant.

« Pour contrôler ces hypothèses, je fis construire un appareil (fig. 4) dans lequel plusieurs hélices, portant des fils de grosseurs variées, pouvaient jouer le rôle de circuit inducteur ou de circuit induit, les divers circuits inducteurs étant commandés par des piles dont la tension était en rapport avec leur résistance. Je vis alors, qu'à tension et à intensité sensiblement égales, les courants exerçaient sur l'organisme les mêmes effets immédiatement appréciables, soit qu'ils fussent d'une orientation constante, soit qu'ils fussent de directions alternativement renversées. L'action plus marquée des extra-courants des appareils usuels sur la

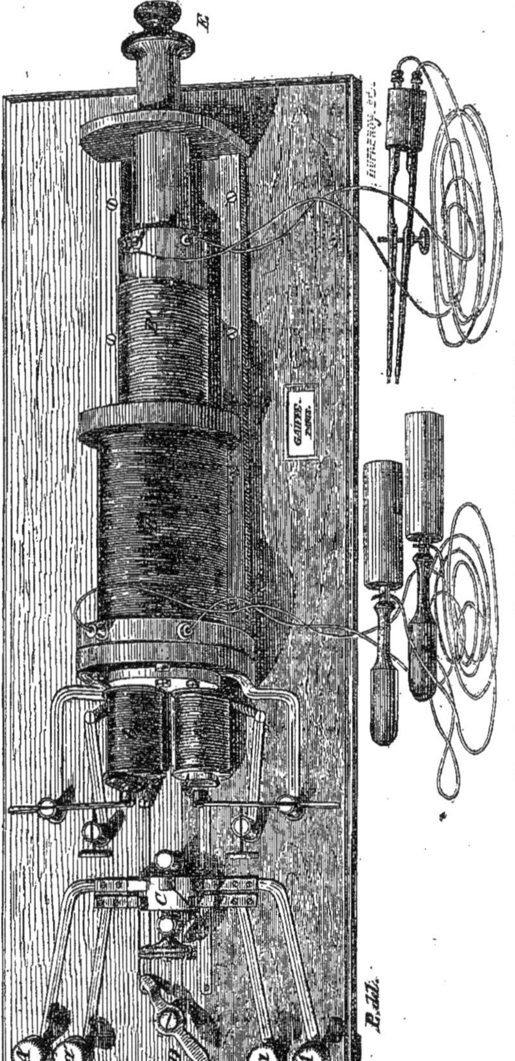

Fig. 4. — Appareil volta-faradique de M. Tripier.

A, A', bornes destinées à recevoir les électrodes de l'une des piles. — a, a', bornes recevant les électrodes de l'autre pile. — B, bobine sur laquelle est enroulé le fil fin. — b, petite bobine à fil fin contenant dans son intérieur l'électro-aimant qui règle les interruptions du circuit de la bobine précédente. — B' bobine sur laquelle est enroulé le gros fil. — b' petite bobine à gros fil, contenant l'électro-aimant qui règle les interruptions du circuit de la bobine B' quand ce dernier circuit est parcouru par le courant de la pile. — E tête de la tige qui continue l'électro-aimant central et lui sert de manche. — C, commutateur. — D, manette mettant l'appareil en communication avec l'une ou l'autre des piles.

Dans cette figure, le circuit inducteur est celui de la bobine à fil fin B ; le commutateur et la manette sont disposés de manière à y amener le courant de la pile dont les électrodes aboutissent en a et en a'. Des réophores insérés sur les extrémités polaires du circuit B permettent de recueillir par deux manipules les extra-courants de haute tension développés dans ce circuit. Les réophores attachés à la bobine B' conduisent chacun à l'une des branches d'une pince à expérience et donnent des courants induits de faible tension.

contractilité tenait donc simplement à ce que, fournis par des piles sans tension, ils circulaient dans des fils relativement gros et courts, et avaient pour cette raison plus de quantité que les courants induits dans des fils longs et fins.

« Je me fis faire alors par M. Gaiffe, en vue des applications thérapeutiques, un appareil à chariot, ne différant guère de celui de Siemens et Halske que par la multiplicité des bobines, les grosseurs et les longueurs dont sont formées les hélices induites, et par la grosseur du fil de l'extra-courant qui doit pouvoir, au besoin, donner passage à des courants de grande intensité.

« C'est à réaliser ces conditions qu'on doit s'appliquer dans la construction des appareils destinés à la pratique médicale. M. Trouvé, qui emploie pour ses petits appareils des piles fortes au bisulfate de mercure, ayant, sur mes indications, changé contre un fil gros et court le fil d'abord trop fin d'un circuit inducteur, nous avons pu obtenir, de la machine ainsi transformée, des contractions musculaires énergiques et indolores, quand le modèle primitif ne donnait que des contractions un peu moindres et fort douloureuses. L'hélice à fil fin restant ce qu'elle est, il faut donc tendre à grossir et à raccourcir le fil qui donne passage aux extra-courants, en même temps qu'on poussera la pile dans le sens de la quantité plutôt que dans celui de la tension.

« Dans les appareils à chariot, dont le circuit induit se prête seul à la graduation qu'exigent certaines opérations, notamment les faradisations viscérales, on devra avoir des bobines de rechange, employant celles à gros fil ou celles à fil fin suivant qu'on voudra agir sur les éléments musculaires ou sur les éléments nerveux. Nous nous occupons en ce moment avec M. Gaiffe de l'aménagement d'un modèle courant de l'appareil qu'il m'a fait autrefois et qui est construit dans ces données.

« Depuis dix ans, quand j'ai dans mes cours à montrer et à comparer les divers modèles d'appareils volta-faradiques, c'est l'appareil à chariot qui me sert à établir par comparaison avec les appareils portatifs des divers constructeurs, combien les réactions de la contractilité s'observent plus nettement, plus exactement localisées et plus dégagées des réactions étrangères, alors que par le fait de la construction la tension des courants diminue assez pour qu'on puisse augmenter leur intensité (*Tribune médicale*). »

L'on ne saurait douter, après cet exposé des idées de M. Tripier, que c'est son appareil à chariot que nous recommandons de préférence à tous les autres. Comme il n'est qu'une modification de l'appareil Siemens et Halske, nous en donnerons une idée suffisante par la figure de ce dernier :

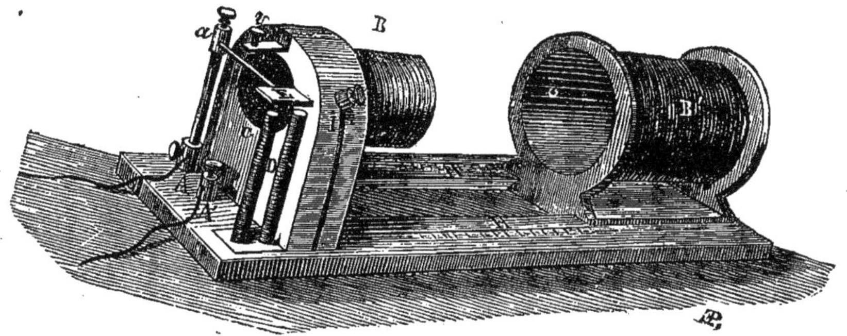

Fig. 5. — Appareil Siemens et Halske.

A. A' extrémités du fil inducteur armées de bornes pour recevoir le courant de la pile. — Le fil inducteur s'enroule sur la bobine B et entoure les branches de l'électro-aimant D. — Le circuit est fermé par le contact avec la vis v d'un ressort horizontal fixé à la partie supérieure de la colonne A a. — Ce ressort porte à son extrémité libre le marteau E, dont l'attraction par l'électro-aimant rompt le circuit. — C faisceau de fer doux remplissant l'axe évidé de la bobine B.

Deux bornes, situées sur la tranche du cadre en bois qui porte la bobine B, servent à recueillir l'extra-courant. Une seule de ces bornes se voit en I, sur la figure.

B' bobine dans le fil de laquelle se produisent les courants induits. Les extrémités du fil aboutissent à deux bornes situées derrière la bobine, et qui ne peuvent se voir ici. La bobine B' glisse entre deux règles graduées H, H. (TRIPIER, Manuel d'électrothérapie).

CHAPITRE II.

INCONTINENCE D'URINE.

On appelle incontinence d'urine l'écoulement involontaire et ordinairement non douloureux de l'urine.

« Cette infirmité, dit Civiale, sans avoir des suites immédiatement funestes, est cependant fort grave; car, outre qu'elle entraîne une foule d'accidents indirects, elle fait de la vie un fardeau insupportable. Habituellement trempé d'urine dont l'odeur infecte se répand au loin, et assailli sans cesse par des érysipèles, des excoriations, des éruptions cutanées, le malheureux qui en est atteint, à charge aux autres et à lui-même, souffre à la fois et dans son physique tourmenté par le fait de sensations désagréables ou douloureuses, et dans son moral, par l'humiliation résultant d'un état qui brise pour lui la plupart des liens sociaux. »

Le fait principal et matériel de l'incontinence d'urine, la sortie du liquide en dehors du concours de la volonté, n'est pas difficile à diagnostiquer. Mais il n'en est plus de même si l'on se place au point de vue étiologique, tant les circonstances au milieu desquelles se produit le phénomène sont multiples et variables.

Voyons d'abord comment se fait la miction à l'état physiologique, et nous pourrons mieux ensuite comprendre le mode d'action des nombreuses conditions pathologiques qui peuvent entraver le fonctionnement régulier de la vessie et produire l'incontinence d'urine.

A mesure que l'urine arrive dans la vessie, elle y est retenue par le col et par le sphincter vésical de l'urèthre, par les fibres antérieures du releveur de l'anus, et chez l'homme par la résistance de la prostate. Lorsque la vessie est pleine, la muqueuse est irritée, et cette irritation produit le besoin d'uriner, dont le point de départ est dans la vessie, mais dont le siége est dans le système nerveux. Le sphincter innervé par un nerf mixte amène une contraction irrésistible de la tunique musculaire, et celle-ci, aidée de la contraction volontaire des muscles abdominaux et du diaphragme, surmonte facilement la résistance du col et des muscles du périnée. Mais si ce besoin n'est pas satisfait, le col cède et laisse passer quelques gouttes d'urine qui déterminent un spasme de ces muscles, et la contraction de la vessie cesse pour recommencer quelque temps après. Mais, quoique l'irritation de la muqueuse vésicale puisse déterminer la contraction, c'est au col et dans la portion membraneuse de l'urèthre qu'elle siége le plus souvent; l'action réflexe qui met en jeu le réservoir urinaire peut même venir de plus loin, d'une impression de froid, par exemple, d'une émotion quelconque, de la vue seule d'un pissoir, de l'audition du bruit d'une fontaine ou d'un filet d'eau. L'irritation de l'urèthre et même du méat suffit quelquefois pour déterminer l'action réflexe, ainsi qu'on peut le constater expérimentalement. Pendant que la vessie se contracte, aidée ou non des muscles abdominaux, car elle peut à elle seule déterminer la sortie de la plus grande partie de l'urine qu'elle contient, les muscles du périnée, bulbo-caverneux, ischio-caverneux et muscles de Wilson, sont dans un état de relâchement, et lorsque le rôle de la vessie est terminé, ces muscles groupés autour des portions membraneuse, bulbeuse et spongieuse de l'urèthre se contractent pour débarrasser l'urèthre du liquide qu'il contient et expulser les dernières gouttes.

Étant exposées ces données physiologiques, nous allons passer en revue les causes de l'incontinence d'urine sans tenir compte des divisions plus ou moins rationnelles que l'on a cherché à établir dans le sujet, mais toutefois sans les passer complétement sous silence. Ainsi Borsieri distingue l'incontinence d'urine *chez les enfants*, l'incontinence d'urine *paralytique, spasmodique, calculeuse, primitive, secondaire, idiopathique*.

Mondière établit trois espèces différentes : Dans la *première* forme, l'excrétion de l'urine est soustraite à l'empire de la volonté et se fait d'une manière continue : ce liquide s'échappe goutte à goutte au fur et à mesure que, conduit par les uretères, il arrive dans la vessie. Dans la *seconde* forme, l'écoulement a bien encore lieu goutte à goutte, mais il est précédé de l'accumulation et de la rétention d'urine dans la vessie, et le liquide s'échappe alors comme on le dit, par regorgement. Dans la *troisième*, ce n'est plus d'une manière continue que l'écoulement a lieu, mais bien à des intervalles plus ou moins éloignés et par jet, comme à l'état physiologique, seulement il est involontaire.

Plus récemment, on a proposé de diviser l'incontinence d'urine en *complète* pouvant être *permanente* ou *totale*, et *incomplète*, pouvant être *temporaire* ou *partielle*.

D'après M. Mallez, l'incontinence serait liée tantôt à un trouble passager de l'action cérébro-spinale : incontinence nocturne chez l'enfant, incontinence nocturne dans une attaque de congestion épileptiforme, tantôt à une altération permanente de la moelle ou des cordons nerveux, ou encore à une déformation pathologique de la prostate, une induration des parois vésicales, un rétrécissement de l'urèthre, un calcul, etc.

L'étude des causes de l'incontinence d'urine nous intéresse davantage, car c'est elle qui doit nous fournir les indications du traitement par l'électricité. Ces causes sont d'après Civiale :

1° La *paralysie de la vessie*. Elle succède ordinairement à l'atonie de l'organe et n'en est qu'un degré de plus; l'incontinence a lieu lorsque l'atonie a causé des désordres graves et qui ont persisté assez longtemps. Elle peut survenir aussi à la suite d'un dîner trop copieux, d'un excès de boisson ou de coït, de l'usage immodéré de la bière, d'un refroidissement subit, d'une forte contention d'esprit, de l'exercice du cheval, de l'usage des voitures, etc. Ces diverses circonstances peuvent donner lieu à une surexcitation du col vésical, à l'oubli d'uriner quand le premier besoin s'en fait sentir, à la diminution de la contractilité vésicale, et l'urine peut alors couler par regorgement d'abord, mais avec le temps il survient des écoulements considérables qui persistent. Une simple atonie de la vessie durant depuis longtemps peut sans cause occasionnelle appréciable déterminer l'incontinence d'urine.

2° *La rétention d'urine*. L'incontinence due à cette cause se rapproche de la précédente, mais elle est moins grave, parce que, lorsque la paralysie succède à l'atonie, elle a été amenée de longue main, et qu'elle est complète, tandis qu'après la plupart des rétentions, la vessie fatiguée n'éprouve qu'une simple suspension de sa contractilité, et que cet état n'existant pas depuis longtemps, il est moins difficile de le faire cesser; mais il faut ici distinguer les cas où l'urine coule continuellement sans être poussée, de ceux dans lesquels il y a obstacle matériel à l'écoulement, et dans lesquels le liquide s'échappe goutte à goutte; dans ces derniers il y a des interruptions, des douleurs et des besoins de pousser, et il peut y avoir encore des contractions assez énergiques, mais impuissantes pour vaincre la résistance.

3° *La contusion et la dilatation forcée de l'urèthre.* Civiale fait ici allusion à des contusions directes de l'urèthre par un coup de pied, par des manœuvres faites pour détruire un calcul uréthral, par le passage de la tête fœtale chez certaines accouchées, par la dilatation brusque et forcée de l'urèthre, ou du col vésical.

4° *Les lésions de la prostate, les barrières uréthro-vésicales, les affections graves du corps de la vessie.* Il n'est pas nécessaire de s'étendre beaucoup sur ces causes pour comprendre le mécanisme d'après lequel elles amènent quelquefois l'incontinence d'urine, et la lésion organique attire ici tout entière l'attention du chirurgien; mais il faut aussi le plus souvent traiter l'incontinence en même temps, si l'on ne veut voir toute espèce de tentative de guérison paralysée par la surdistension de la vessie; dans ce cas particulier l'électricité peut rendre de grands services.

5° *Les calculs.* L'incontinence peut ici être accidentelle, la vessie irritée ne se laissant pas distendre par le liquide, sur lequel elle se contracte à mesure qu'il arrive, ou permanente, parce que la vessie, épuisée par des contractions incessantes, finit par tomber dans l'état de paralysie et ne plus fonctionner.

Nous avons observé et nous voyons encore à la clinique de M. Mallez un fait qui se rapporte à ce dernier cas. Il s'agit d'une jeune fille de 16 à 18 ans qui a, dans sa vessie, un petit calcul; sous l'influence de l'irritation permanente qu'il cause, l'organe, épuisé et comme frappé de paralysie, a cessé de fonctionner et s'est distendu d'une façon prodigieuse. On peut aujourd'hui y roduire une sonde rigide de vingt centimètres de longueur sans que l'extrémité soit arrêtée par la paroi vésicale.

6° *La dilatation de la partie profonde de l'urèthre.* L'incontinence qui survient ici et qui se manifeste après une miction régulière par un jet satisfaisant, est due le plus souvent à un rétrécissement organique ou à une contraction spasmodique prolongée du canal à sa courbure ou en avant de celle-ci. L'indication est ici de faire revenir sur elle-même la paroi ainsi dilatée.

7° *Les cystites, les uréthrites, les névralgies.* Jusqu'ici nous avons vu l'incontinence se produire par regorgement ; mais on voit souvent une cystite partielle ou totale, une uréthrite ou même une simple névralgie vésicale donner lieu à l'incontinence d'urine dès qu'il s'en est à peine amassé quelques gouttes dans le réservoir : on dirait que le col, irrité par son contact, s'ouvre pour la laisser sortir au lieu de se fermer pour la retenir ; mais ici le malade sent parfaitement sa vessie fonctionner, seulement il ne peut résister au besoin impérieux qu'il éprouve.

D'autres fois il y a incontinence, et la vessie est en état de vacuité ; mais le col, les muscles du périnée et l'organe même sont frappés d'une espèce de paralysie. Cet état dépend, soit d'une lésion profonde de l'appareil cérébro-spinal, soit d'un épuisement général de l'économie. Ce cas s'est présenté souvent à notre observation à la clinique de M. Mallez, et selon que la lésion était plus ou moins grave, la vessie pouvait recevoir une plus ou moins grande quantité d'eau que l'on injectait au moyen d'une sonde ordinaire à laquelle on adaptait un tube de caoutchouc terminé par un verre gradué. Il était ainsi facile de voir le degré de susceptibilité contractile que l'organe possédait encore par les variations de la hauteur du liquide dans le verre et par la lenteur qu'il mettait à fonctionner. On pouvait aussi par ce moyen, en élevant ou abaissant le verre gradué, augmenter ou diminuer la pression de la colonne liquide avec une même quantité d'eau, et ainsi augmenter ou diminuer l'irritation que l'on essayait de produire sur l'organe.

On rencontre aussi des individus chez lesquels le col de la vessie, au lieu d'être mou, flasque et relâché comme dans le cas de paralysie, est au contraire dur et comme squirrheux, de sorte que l'orifice interne de l'urèthre est toujours béant, et que l'urine coule sans aucun travail de la vessie.

La vessie peut être hypertrophiée, ses parois indurées, comme raccornies, avoir perdu toute propriété contractile ; dans ce cas l'urine coule sans cesse et goutte à goutte, ne pouvant séjourner dans la vessie dont la capacité est diminuée et qui n'est plus qu'une sorte de dilatation très-faible située sur le trajet de la voie urinaire. Les injections feront facilement diagnostiquer ce cas particulier.

Il faut encore citer ces cas d'une explication si difficile où l'incontinence n'a lieu qu'à certaines heures de la journée, ou seulement pendant la nuit d'une manière tantôt régulière tantôt irrégulière. Il y a des individus qui urinent malgré eux chaque fois qu'ils font leur toilette ou qu'ils plongent leurs mains dans l'eau froide, ou qu'ils éprouvent une impression morale vive, a peur principalement. Il s'agit ici d'actions réflexes se produisant chez des sujets d'une grande impressionnabilité, ou dont la vessie présente une faiblesse congénitale ou acquise.

8° *Les maladies graves étrangères à l'appareil urinaire.* — Ce sont la fièvre typhoïde, les fièvres éruptives, les accès convulsifs, hystériques, épileptiques, les commotions cérébrales, les congestions apoplectiques, les maladies de la moelle épinière, et enfin les maladies constitutionnelles, telles que la syphilis, l'intoxication saturnine dont Trousseau rapporte un cas dans sa clinique : le sujet avait une paralysie incomplète, une atonie du sphincter vésical, et la vessie ne pouvait admettre qu'une quantité d'urine inférieure à ce qu'elle garde à l'état normal.

Les causes de l'incontinence d'urine sont aussi fréquentes chez la *femme* que chez l'homme et ne présentent pas de grandes différences. Nous citerons particulièrement l'atonie, l'irritation du col de l'urèthre à la suite d'excès de coït, par exemple, à l'approche des règles ; les éclats de rires, la grossesse, l'accouchement et les affections, les déviations de l'utérus, mais surtout la mauvaise habitude qu'elles ont de ne pas satisfaire les besoins d'uriner quand ils se font sentir et qui amène des névralgies de l'urèthre et du col, des hématuries, des catarrhes, etc.

Il nous reste à parler maintenant des causes de l'incontinence d'urine chez l'*enfant*. Ici nous nous trouvons en face d'opinions nombreuses et divergentes, et il n'est pas facile d'établir une étiologie qui soit à l'abri de toute discussion et de tout reproche. Desault attribuait l'incontinence d'urine chez l'enfant à une énergie de la vessie disproportionnée avec la résistance du col, et la contraction de la poche serait si prompte et si vive que l'urine s'échapperait avant que les enfants soient prévenus et sans qu'ils puissent s'y opposer; mais il ne s'agit ici que d'une sur-distension de la vessie et d'une incontinence par regorgement.

Mondière suppose une *atonie* bornée à la vessie.

Pour Trousseau, c'est une *névrose* qui se traduit par une irritabilité excessive de la vessie, et c'est cet excès d'irritabilité des fibres musculaires qui cause l'incontinence, l'atonie du sphinc-ter pouvant toutefois jouer un certain rôle, que le défaut de résistance soit absolu ou relatif. En effet, la plupart des malades atteints d'incontinence nocturne, pissent pendant le jour avec une raideur extrême et quand ils dorment ils sont presque toujours en érection. La vessie participerait à cet éréthisme des organes génitaux externes.

On a cité aussi la profondeur du sommeil, la chaleur du lit et la position horizontale; ce qu'il y a de certain, c'est que la vessie se laisse plus facilement distendre la nuit que le jour et qu'elle est moins apte à se contracter; on ne se réveille pour uriner que lorsque cette distension occasionne une espèce de douleur, et si l'on ne satisfait pas au besoin, l'urine peut s'écouler involontairement.

Chez les tout jeunes enfants, la sensation d'uriner doit être très confuse, et la façon dont on les élève n'est pas faite pour la développer; il peut bien alors s'établir une espèce d'habitude dont ils se débarrassent ensuite difficilement.

Civiale admet l'opinion de Howship; pour lui, l'incontinence est toujours nocturne, parce que le sphincter de la vessie, muscle volontaire, est soustrait à l'action de la volonté pendant le sommeil, tandis que la tunique musculaire de la vessie, muscle de la vie organique ou involontaire, continue d'agir. C'est une opinion très-discutable.

Pour M. Tripier, l'incontinence est surtout nocturne parce que pendant le sommeil les actions réflexes sont plus énergiques, et que la présence de l'urine devient une sollicitation suffisante, surtout chez l'enfant, moins habitué à l'exercice de la volonté dans ce rôle.

Cette opinion de Desault que l'incontinence a lieu chez les enfants parce que leur intelligence n'est pas assez développée pour comprendre la propreté et gouverner leurs besoins, cette opinion, disons-nous, ne nous paraît guère admissible.

Ce qu'il y a de certain, c'est que dans l'enfance comme à toute autre époque dela vie, il n'y a le plus souvent incontinence que par regorgement, et qu'il est rare d'observer l'incontinence vraie, résultant d'un relâchement, d'une sorte de paralysie du col vésical, avec ou sans raccornissement de la vessie.

On a invoqué aussi une sorte de prédisposition héréditaire, mais cela n'explique rien.

Pour nous, en dehors des conditions pathologiques qui peuvent atteindre les enfants comme les adultes, et produire l'incontinence nocturne, nous pensons que la profondeur du sommeil, le mouvement de la vie plus rapide chez eux et un fonctionnement des organes plus actif, sont, avec une contractilité exagérée de la vessie en rapport avec un fort développement musculaire général, les causes les plus fréquentes de cette incommodité du jeune âge; mais souvent aussi elle atteint les enfants chétifs, scrofuleux et lymphatiques, et alors elle est due à un affaiblissement de tout l'organisme. Enfin, pour ne rien omettre, nous ajoutons que la paresse et la peur de se lever au milieu de la nuit doivent aussi entrer en ligne de compte, de même que le rêve assez fréquent chez les enfants qu'ils sont près d'un mur ou d'un vase, coïncidant avec un état de plénitude assez avancée du réservoir urinaire.

M. Tripier, dans une de ses leçons, dit que les cas d'incontinence d'urine qu'il a eus à traiter chez des enfants étaient tous liés à l'existence antérieure de la paralysie atrophique graisseuse.

TRAITEMENT.

La thérapeutique la plus variée a été appliquée au traitement de l'incontinence d'urine ; mais nous nous bornerons à une simple énumération des moyens employés, ayant surtout en vue dans ce travail d'exposer ce qui a été fait et obtenu par l'électro-thérapie et les indications de ce mode de traitement.

1o *Médication interne.* — La belladone, les astringents, les balsamiques, les toniques, les ferrugineux, l'aconit, la sabine, la strychnine, les cantharides, le seigle ergoté, ont été tour à tour préconisés et abandonnés par les médecins les plus autorisés, selon la façon dont ils ont envisagé la question.

2° *Médication externe.* — L'hydrothérapie, avec ses modes d'administration si nombreux et si variés, a été employée par tous les auteurs, de même que la cautérisation du col, le cathétérisme, les injections de toute espèce, les moxas, les vésicatoires, et enfin le traitement moral, absurde de tous points.

Une thérapeutique aussi variée prouve son insuffisance et son inefficacité dans la plupart des cas. C'est, en effet, un fait d'observation, en médecine comme en chirurgie, que la certitude du succès diminue à mesure qu'augmente le nombre des médicaments ou des procédés opératoires mis en usage contre une affection déterminée.

Electrothérapie. — L'électricité réussit-elle ? Non, sans doute dans tous les cas ; mais il en est, et ce sont les plus fréquents peut-être, dans lesquels elle donne des résultats certains et précieux ; il faut avant tout connaître autant que possible la cause de l'affection que l'on a à traiter.

Si la paralysie de la vessie et de son sphincter est consécutive à une fièvre grave, à une maladie étendue de la moelle, si elle survient à une période avancée des affections aiguës et chroniques de l'encéphale, si l'incontinence est due à une dégénérescence, il faut d'abord traiter la cause génératrice par des moyens appropriés, l'amoindrir, sinon la faire disparaître, puis employer l'électricité contre l'état atonique ou paralytique persistant.

S'il y a paralysie de la tunique musculeuse de la vessie par

suite d'une trop grande distension de l'organe, et que la rétention ait pour cause, soit un calcul ou des caillots, soit une compression du col de la vessie par un corps étranger du vagin ou
du rectum, par un polype ou une antéversion de l'utérus, etc.,
l'électricité peut être employée avec avantage pour rendre à
cette tunique sa contractilité, toutefois quand l'obstacle qui s'op-
posait à l'émission de l'urine sera levé. Il en sera de même si
l'incontinence par paralysie du sphincter vésical est due soit à
la distension du col par des instruments lithotriteurs ou par des
manœuvres nécessitées par certaines méthodes de taille, soit à
la compression résultant du travail de l'accouchement, ou de
l'existence d'une tumeur que l'on aura pu enlever ou qui aura
disparu naturellement.

Mais c'est surtout contre l'incontinence nocturne que l'électricité rend de grands services, et les observations abondent
grâce aux travaux de Duchenne, Michon, Benoist, Mallez,
Tripier, Onimus.

Dès la fin du xviie siècle, on a songé à employer l'électricité
contre l'incontinence d'urine.

Bonnefoy, dans son *Application de l'électricité dans l'art de guérir* (Lyon, 1872), dit que Webster et Mauduit ont guéri des incon-
tinences d'urine en tirant des étincelles le long du raphé périnéal et près de la symphyse du pubis.

Grapengiesser (Berlin, 1801) cite un cas de paralysie du sphincter et du col de la vessie guérie par la galvanisation.

Guersant a aussi expérimenté la galvanisation discontinue,
mais sans succès, parce que son procédé opératoire était éminemment défectueux : il employait comme excitateurs des fils
métalliques.

Fabré-Palaprat (*Du galvanisme appliqué à la médecine*, 1828)
guérit dans l'espace de six semaines un malade âgé de 60 ans.

Dans un cas rapporté par Philips, Michon mit une sonde uréthrale dans la vessie qu'il vida, et une autre dans le rectum. A la
troisième séance, le malade éprouva le besoin d'uriner, et la
guérison se maintint.

Duchenne (de Boulogne), au moment de la publication de son
livre sur l'électrisation localisée, n'avait pas encore eu l'occasion

de l'employer contre l'incontinence d'urine; mais il aurait, dit-il, appliqué l'excitation électrique sur le col et sur le sphincter de la vessie.

M. Mallez a rapporté (*Société de médecine pratique*, 1864) trois observations d'incontinence nocturne d'urine guérie par l'emploi du courant continu.

La *première* observation est celle d'un jeune apprenti menuisier, âgé de 14 ans, de bonne constitution et d'un développement musculaire, sans trouble de la myotilité, plus marqué qu'il n'est coutume de le rencontrer à cet âge, et qui, atteint d'incontinence nocturne depuis sa plus tendre enfance, avait déjà subi un très-grand nombre de médications : moyens moraux, bains froids, belladone à l'intérieur, fer, dragées de fer et d'ergot de seigle, toniques de toute espèce, sans résultat aucun, puisqu'il ne se passait jamais deux ou trois nuits au plus sans qu'il mouillât sa couche. Il se présente à la clinique de M. Mallez, dans le courant de 1862, bien décidé à se soumettre à un traitement, si rigoureux qu'il fût, pour porter remède à une infirmité qui l'avait fait renvoyer de chez plusieurs patrons. Après une exploration de la vessie et du col avec la sonde, exploration qui ne fit découvrir aucune cause matérielle appréciable de l'incontinence ni dans les parois vésicales, ni dans la cavité de l'organe, pas plus qu'à l'orifice uréthral, M. Mallez s'arrête à l'application de l'électricité employée de la manière suivante :

Une sonde en gomme ordinaire, n° 12 de la filière Charrière, munie à son centre d'un conducteur en communication avec une petite plaque de cuivre d'un demi-centimètre de long, fixée dans les parois de la sonde, à 2 centimètres à peu près de son extrémité vésicale, est introduite dans l'urèthre et mise par son extrémité externe en communication avec le pôle positif d'une pile de six éléments au protosulfate de mercure de MM. Benoist et Marié-Davy; tandis que le pôle négatif est placé sur la cuisse du malade, au moyen d'un petit disque recouvert d'un linge mouillé. La première application de ce moyen n'a été continuée que deux minutes ; la deuxième, renouvelée trois jours après pendant quatre minutes, et sans douleur pour le malade. Après la troisième séance, l'incontinence n'a pas reparu dans les quatre jours d'intervalle qu'il y eut entre la troisième et la quatrième séance ; enfin, à la cinquième le malade se déclarait fort bien guéri.

La *deuxième* observation est celle du fils d'un accordeur de pianos, de la rue des Martyrs. Cet enfant, âgé de 8 ans, est un peu lymphatique, châtain clair, d'assez bonne constitution cependant, sans trouble dans le système musculaire général ; il urine au lit presque chaque nuit, et les moyens employés contre cette infirmité sont déjà nombreux lorsqu'il est amené à la clinique de M. Mallez. L'exploration médicale ne fait découvrir aucune altération matérielle.

Mais quand on veut recourir à l'introduction de la bougie conductrice, pour l'application de l'électricité, le petit malade que l'exploration de la vessie avait fait un peu souffrir, ne veut plus laisser introduire d'instrument dans l'urèthre. Force est donc de recourir à un autre procédé : Le pôle positif est appliqué au périnée, à 1 centimètre et demi en avant de l'anus, par un disque métallique, et le pôle négatif sur la cuisse. Ce dernier disque est recouvert d'un linge mouillé pour éviter une eschare. Les séances sont de deux, trois, quatre, cinq, six minutes ; mais il n'en faut pas moins de douze pour faire cesser l'incontinence, et ce n'est qu'à la septième qu'elle semble céder. La lenteur du résultat s'explique ici par la différence du mode d'application.

Dans la *troisième* observation, chez un jeune garçon de 15 ans, c'est le premier procédé, avec la bougie conductrice, qui a été employé, et qui a donné un résultat complet à la neuvième séance, bien que le malade fût de ceux qui avaient déjà été soumis à presque toutes les médications en usage contre cette maladie.

A ces observations déjà si concluantes, nous en ajouterons trois autres dues à M. le Dʳ Benoist.

OBSERVATION Iʳᵉ. — J.-Lucien D..., âgé de 6 ans, est bien constitué, d'une taille et d'un développement musculaire précoce ; prédominance du système sanguin. Il fut longtemps soumis à divers traitements, sans résultat. L'électricité fut appliquée par M. Benoist, à l'aide de la machine d'induction au bisulfate de mercure de MM. Benoist et Marié-Davy. J'établis, dit-il, un cercle électrique, dont le pôle positif fut appliqué au périnée, et le pôle négatif à l'hypogastre. Sa première séance eut lieu le 9 novembre 1862 ; elle dura cinq minutes, et fut très-bien supportée par l'enfant. Nouvelle application le 12 du même mois ; mais séance de 10 minutes. Le 15, nouvelle application de 15 minutes, et du 15 au 24 novembre, trois nouvelles séances de même durée, qui firent disparaître l'incontinence. Depuis j'ai pu m'assurer que la guérison s'était maintenue. »

OBSERVATION II. — Emile V..., 7 ans, constitution lymphatico-nerveuse, sujet aux convulsions ; dentition difficile. Pas de traitement antérieur. « Dans la crainte que les douleurs déterminées par les courants induits ne retentissent d'une manière fâcheuse sur le système nerveux de l'enfant, je leur substituai les courants directs. J'appliquai donc le pôle positif d'un appareil au sulfate de plomb de MM. Benoist et Marié-Davy, composé de quatre éléments ordinaires, et le pole négatif à l'hypogastre. Le courant fut maintenu cinq minutes dans la première séance; trois jours après, c'est-à-dire le 24 juillet, la séance dura dix minutes; le 27, quinze minutes, et ainsi tous les trois jours application électrique de quinze minutes, jusqu'au 30 août. Amélioration dès la quatrième séance ; guérison maintenue.

OBSERVATION III. — Amélie L..., 7 ans, constitution lymphatique et nerveuse, membres grêles, ventre développé. Antérieurement, traitements rationnels et empiriques, corrections paternelles, sans autre résultat qu'une amélioration temporaire. Le 20 septembre 1862, l'incontinence a repris sa première intensité. Cette enfant, nerveuse et redoutant la douleur, ne put être soumise qu'aux courants directs et non aux courants induits. Même pile que dans les cas précédents : pôle positif au périnée, pôle négatif sur l'hypogastre. Première séance de dix minutes, laborieuse à cause de l'indocilité de l'enfant. Le 23 septembre, deuxième séance de quinze minutes; le 26, séance de vingt minutes, et ainsi de suite, de trois jours en trois jours, sans accidents. Après douze séances, l'incontinence d'urine avait complétement cessé. Deux mois après l'infirmité reparaissait, et après huit séances, l'enfant fut entièrement débarrassée de son affection.

MM. Legros et Onimus citent trois cas de guérison d'incontinence d'urine par les courants continus appliqués sur la partie inférieure de la moelle. Le plus remarquable est celui d'un malade de 14 ans, très-vigoureux, longtemps soigné par M. Barth par tous les moyens; au bout d'un certain nombre d'applications des courants continus, sur la partie inférieure de la moelle pour ne pas exciter les organes génitaux de l'enfant, la guérison fut complète; mais la cessation du traitement fit reparaître l'incontinence qui ne disparut définitivement qu'au bout d'une trentaine de séances, trois par semaine. Les courants étaient descendants et d'intensité moyenne.

Meyer cite plusieurs cas d'incontinence d'urine chez les enfants guéris par les courants électriques.

Bénédickt mentionne des cas de guérison chez des personnes qui avaient cette infirmité depuis dix-neuf et vingt-deux ans.

Enfin, dans une de ses leçons sur la paralysie atrophique graisseuse, M. Tripier s'exprime ainsi :

« Les cas d'incontinence d'urine que j'ai eus à traiter chez des enfants étaient presque tous liés à l'existence antérieure de la paralysie atrophique graisseuse. Ici la faradisation était formellement indiquée. En effet, cette maladie présente, selon moi, le type parfait des paralysies spinales de Marshall Hall. Une affection des centres nerveux ouvre la scène, et elle est immédiatement suivie des accidents des paralysies spinales : paralysie avec résolution des membres, atrophie consécutive.

. . . .

.... « La lésion centrale une fois guérie, et dans un très-grand nombre de cas elle guérit seule, il n'est pas rare de voir les accidents phériphériques, qui en ont été la conséquence, disparaître spontanément. Cependant il en reste presque toujours quelques vestiges qui permettent de remonter à la cause en consultant les commémoratifs. . . . .

« Dans tous les cas de ce genre où j'ai rencontré l'incontinence d'urine, la faradisation m'a donné promptement de bons résultats. Le nombre des séances nécessaires pour triompher de l'incontinence a été de deux à dix. Pour ce phénomène, comme pour les autres symptômes paralytiques, le résultat est d'autant plus rapide qu'on intervient à une époque où la réparation spontanée de l'affection primitive est plus avancée.

« Quant au procédé à employer, il varie suivant les circonstances.

« Je n'ai jamais cru devoir agir directement sur la vessie ou sur l'urèthre. Il suffit de faradiser par le périnée et l'hypogastre, ou par le rectum et l'hypogastre. Le pôle négatif est placé dans le rectum ou sur le périnée, le pôle positif sur l'hypogastre. Il faut employer des excitateurs humides.

« Les courants de basse tension seront préférés, à moins qu'il existe un peu d'analgésie cutanée, ce qui n'est pas rare. Dans ce cas, on emploiera les courants de haute tension, avec des excitateurs secs.

« Dans toutes les paralysies d'origine spinale, il est indiqué de rétablir les rapports fonctionnels entre le nerf moteur et les muscles par une série d'excitations artificielles. L'indication de la faradisation est donc formelle. Je n'ai pas essayé dans ces cas le courant continu. Il a été utile; j'ignore comment. C'est un fait d'observation qui ne me paraît comporter dans l'état actuel de nos connaissances aucune interprétation rationnelle.

Des faits qui précèdent, il résulte, en effet, que les courants induits et les courants continus rétablissent très-promptement la contractilité physiologique du réservoir urinaire, et que des succès incontestables ont été obtenus également par les uns et les autres.

Nous avons indiqué précédemment et décrit l'appareil d'in-

duction que nous croyons le meilleur; nous décrivons ici de
même l'appareil à courant continu que nous avons vu le plus
souvent fonctionner et qui nous paraît offrir les plus grands
avantages. Mais auparavant, nous ferons connaître l'opinion de
M. Tripier sur 'es différentes piles que l'on employait et dont il
convient de se servir.

« On ne se sert plus aujourd'hui, dit cet auteur (*Tribune médicale*, 1871), dans les applications permanentes du courant voltaïque, que des piles à deux liquides. Celle de Daniell serait à
peu près abandonnée, bien que les constructeurs, M. Parelle et
M. Siemens notamment, en aient donné des types excellents,
si beaucoup de médecins ne donnaient la préférence au couple
dit de Remak qui est détestable. Afin d'avoir une batterie plus
facile à tenir propre et à approvisionner d'eau, Remak a rempli
tous les vides d'un couple de Siemens avec de la sciure de bois
qu'on maintient facilement humide par l'addition périodique
d'une petite quantité d'eau. Ce dispositif augmente tout d'abord
inutilement la résistance intérieure du couple; celle-ci devient
énorme quand la sciure de bois est imprégnée de sulfate de zinc.
Le courant fourni par cette pile offre une intensité qui, décrois-
sant rapidement pendant les premiers jours, arrive, au bout
d'une semaine, à être presque insignifiante. Aussi voyons-nous
tous les jours employer des batteries de 30 à 60 couples de
grande dimension pour obtenir des effets que donnerait une
pile de 10 couples ordinaires de Daniell.

« M. Duchenne, de Boulogne, se sert d'une pile au sulfate de
plomb. Le pouvoir électromoteur de cette pile est faible; mais en
donnant aux couples une surface un peu grande, ou en en mul-
tipliant suffisamment le nombre, on obtient un moteur économi-
que, d'énergie suffisante, d'un entretien presque nul, et dont le
seul défaut est d'être très-encombrant.

« Jusqu'à ces derniers temps, j'ai employé de préférence les
piles de M. Marié-Davy au protosulfate de mercure; leur pouvoir électromoteur est assez fort pour qu'une batterie de 18 couples de moyenne dimension suffise aux applications chirurgicales; un nombre égal de couples de dimension moindre suffirait
à toutes les applications médicales. L'entretien d'une telle pile

est peu de chose, et sa durée considérable grâce à la constante amalgamation des zincs qui empêche la dépense quand la pile ne travaille pas.

« Depuis deux ans, j'ai à peu près abandonné les piles au protosulfate de mercure pour les piles Léclanché, dans lesquelles le peroxyde de manganèse joue le rôle de corps collecteur, tandis que la destruction de l'hydrogène est opérée par le chlorhydrate d'ammoniaque. Ces couples, d'une grande constance et ne dépensant pas sensiblement quand le circuit est ouvert, fournissent, dans les conditions de la pratique médicale, un travail de plusieurs années et n'exigent aucun entretien. Enfin, circonstance dont on appréciera la valeur, M. Barbier les fabrique dans des conditions telles que les contacts ne sont pas sujets à se détériorer. Après avoir expérimenté toutes les piles qu'on a proposées, c'est à cette dernière que je me suis arrêté, tant pour faire fonctionner les appareils d'induction établis à poste fixe que pour l'établissement des piles à demeure.

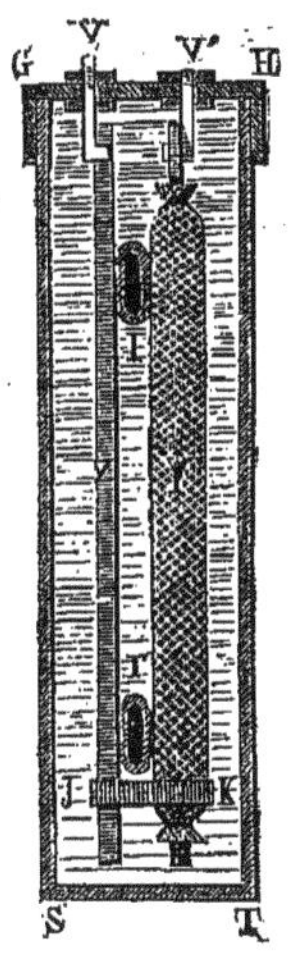

Fig. 6.

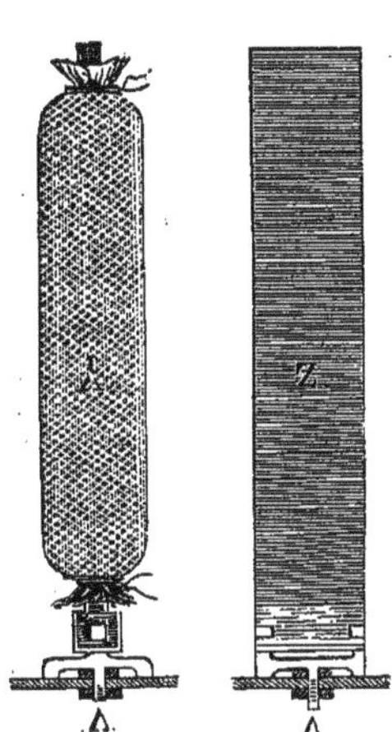

Fig. 7.

Chaque couple se compose d'une lame de chlorure d'argent Y et d'une lame de zinc Z, contenues dans un flacon G H S T en caoutchouc durci, qui se ferme hermétiquement à l'aide du couvercle à vis G H. Des crampons en argent V, V', sur lesquels s'accrochent les couples portent les contacts qui établissent extérieurement les communications.

Deloulme.

4

« Une nouvelle combinaison a été réalisée dernièrement par M. Varren de la Rue : les piles au chlorure d'argent. Ces couples, d'un pouvoir électromoteur assez fort et d'une résistance intérieure très-faible, ont été construits par M. Gaiffe (fig. 6 et 7) de manière à permettre d'établir, sous un volume réduit, des batteries qui vulgariseront les applications chirurgicales du courant continu en permettant de transporter les piles au domicile des malades. Ces instruments se prêtent également bien aux applications médicales.

« A quelque moteur qu'on ait recours, il est facile de disposer de la surface et de l'accouplement de manière à mettre l'intensité et la tension du courant en rapport avec la résistance du circuit extérieur dans lequel on opère et les effets qu'on veut produire ; on devra enfin, aussi bien en vue des applications chirurgicales qu'en vue des applications médicales, faire aboutir les contacts des couples de la pile à un commutateur qui permette de les faire entrer un à un dans le circuit. Le commutateur à double cadran de Gaiffe (fig. 8) est celui qui remplit le mieux cette condition, en même temps qu'il permet d'employer un segment quelconque de la pile et de la ménager ainsi en ne faisant pas travailler toujours les mêmes couples.

« La nature des excitateurs a une importance dont on ne tient pas assez compte ; si leur résistance propre est négligeable quand on fait usage de courants d'une grande tension comme sont les courants d'induction des appareils usuels, il n'en est plus de même dans l'application des courants voltaïques dont la tension est toujours relativement faible ; c'est dire qu'on ne devra jamais se servir d'éponge mouillée. L'action chimique des courants continus étant beaucoup plus forte que celle des courants d'induction, on devra renoncer également aux boutons métalliques recouverts de peau, à moins d'être en platine, en argent, ou nikelisés, ils seraient rapidement oxydés et offriraient une résistance locale capable de diminuer beaucoup l'intensité du courant. Les seuls excitateurs humides dont je puisse conseiller l'emploi sont mes boutons de charbon recouverts d'agaric ou de peau de daim. La résistance de l'agaric mouillé est moins grande que celle de la peau. »

L'appareil à courant continu que nous recommandons est celui de Gaiffe au chlorure d'argent, qui a résolu d'une façon

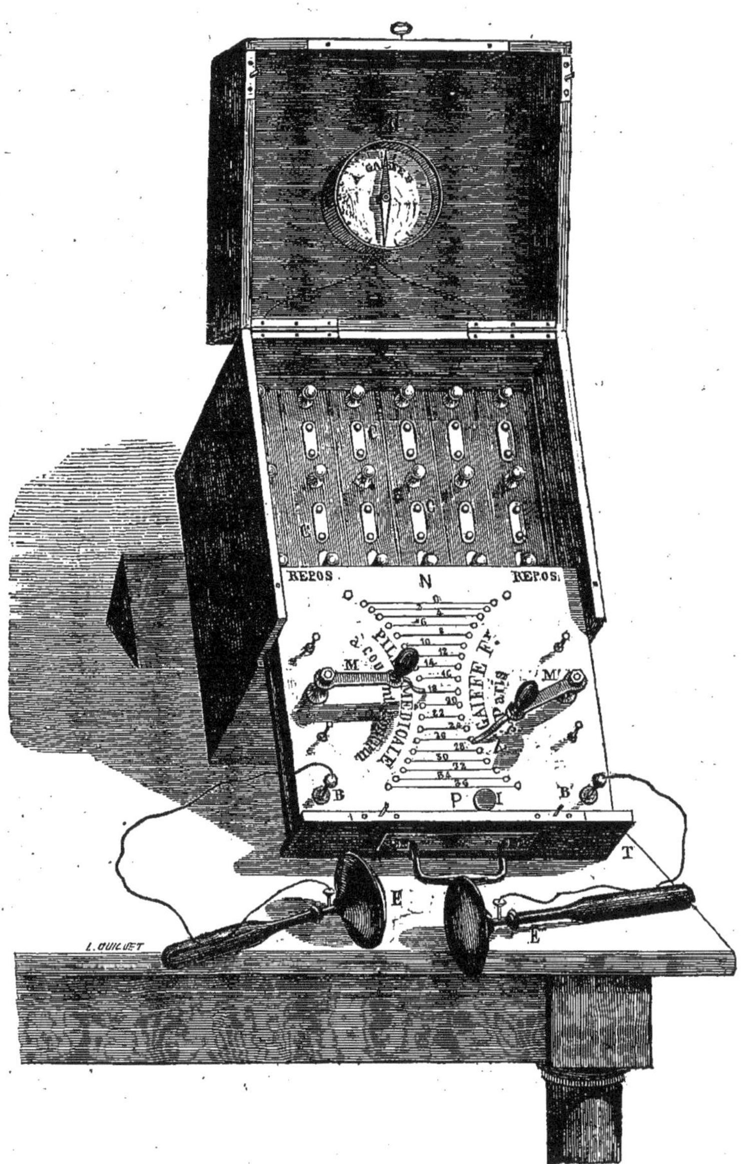

Fig. 8.

tout à fait satisfaisante le problème des piles portatives donnant à la fois de la quantité et de la tension.

Le liquide excitateur est de l'eau distillée contenant 2,5 p. 100 de chlorure de zinc.. Pour renouveler les éléments, on dévisse le couvercle G H, (fig. 6), et l'on décroche les couples que l'on remplace par d'autres; on renouvelle le liquide et on referme.

Mais M. Gaiffe vient d'apporter une modification toute récente à son appareil. Les flacons en caoutchouc ne contiennent plus de liquide et les lames de zinc et de chlorure d'argent attachées ensemble sont seulement tenues constamment humides par une lame de papier buvard interposée et épaisse de 4 à 5 millim. Avec cette disposition, il n'est plus besoin de veiller scrupuleusement à ce que les flacons soient hérmétiquement fermés, et l'on n'a plus à craindre de répandre du liquide dans l'appàreil ni de voir éclàter les flacons par la pression des gaz qui peuvent s'y développer.

Les couples montés sont disposés côte à côté dans deux caisses qui en contiennent chacune six. Ils appuient, par leurs saillies polaires, contre des ressorts qui les font communiquer entre eux par l'intermédiaire du commutateur qu'on voit découvert dans la figure 8 ci-dessus.

Celle-ci montre l'appareil monté et prêt à fonctionner quand on aura repoussé le tiroir-couvercle qui porte les manipulateurs.

En B B' s'attachent les réophores.

Les manettes M M' servant à introduire dans les circuits les couples que l'on veut employer, permettent de faire travailler tour à tour les diverses parties de la batterie afin de répartir aussi également que possible entre tous les couples le travail, c'est-à-dire l'usure. Dans la figure, les leviers appuyant sur les boutons 18 et 26, huit couples, de 18 à 26, sont en action.

Les lettres N et P (négatif et positif) indiquent le sens général du courant dirigé, en dehors de la pile, du levier le plus rapproché de P, à l'autre plus rapproché de N.

CHAPITRE III.

Après la rétention et l'incontinence d'urine, le *catarrhe vésical*, qui en est si souvent la conséquence, se place naturellement. Pétrequin, le premier (*Bulletin de thérapeutique médicale et chirurgicale*, 1859), a vanté contre cette affection le traitement par les courants faradiques.

Mais il importe de distinguer avec soin les catarrhes qui tiennent à une perturbation rénale ou à toute autre influence et ceux qui dépendent seulement de la phlegmasie chronique de la membrane muqueuse de la poche urinaire et d'une atonie plus ou moins complète de l'organe; car ces derniers seulement sont modifiés par l'électricité; c'est du moins ceux auxquels Pétrequin fait plus particulièrement allusion. Il est évident d'ailleurs que si les courants peuvent agir sur les causes productrices d'autres espèces de catarrhe, les amoindrir ou les faire disparaître, le champ d'application de ce mode de traitement pourra s'agrandir encore, offrant au chirurgien des ressources utiles. Nous savons, par exemple, qu'une inflammation, un engorgement de la prostate, un état névralgique de l'urèthre et du col de la vessie, un rétrécissement de l'urèthre, sont autant de causes qui peuvent occasionner un état catarrhal de la vessie; mais nous savons aussi que l'électricité sous différentes formes peut agir sur elles.

Nous pourrions citer encore les dépôts muqueux ou mucoso-purulents qui accompagnent souvent l'incontinence d'urine chez les jeunes filles et chez les jeunes garçons, le catarrhe lié à une menstruation difficile, à l'habitude de résister au besoin d'uriner, aux abus du coït surtout, s'il y a déjà un commencement de névralgie uréthrale et d'atonie vésicale; celui qui survient quelquefois à la suite d'un accouchement laborieux, et plus fréquemment à l'époque de la ménopause; celui que l'on rencontre chez les enfants aux premiers âges de la vie et qui tient à la paresse de la vessie ordinaire chez les jeunes sujets et à la stagnation de l'urine, et enfin celui que l'on observe chez les enfants scrofuleux et rachitiques, qui s'accompagne ou non d'incontinence d'urine, mais presque toujours avec paresse de la vessie. Tous ces cas seraient très-avantageusement traités par la faradisation.

Nous laissons la parole à Pétrequin qui a eu le premier l'idée de ce traitement, et d'après l'exposé de ses principes, il sera facile de voir que j'étais autorisé à émettre cette opinion.

« Il faut d'abord écarter, dit-il, le catarrhe aigu et la cystite subaiguë, qui sont l'un et l'autre une contre-indication. Parmi les catarrhes chroniques, nous en signalons un, celui qu'on rencontre chez les sujets débilités et chez les vieillards, et qui se complique toujours d'un certain degré d'inertie vésicale. Le catarrhe et l'inertie exercent alors l'un sur l'autre une action des plus fâcheuses : ainsi d'un côté la vessie affaiblie par l'âge ou la maladie, ne peut plus revenir sur elle-même, comme il conviendrait, ni se vider entièrement, et elle laisse stagner l'urine qui s'altère ; de l'autre, le muco-pus du catarrhe se mêlant à cette urine, en favorise la décomposition, et celle-ci devient âcre, fétide, ammoniacale ; elle réagit sur les parois vésicales qu'elle irrite et sur leur contractilité qui s'épuise ; à mesure que cet état se prolonge, on voit simultanément empirer le catarrhe et la paralysie, et avec eux les fâcheuses conséquences de cette complication morbide.

« Or, si par quelque moyen héroïque on pouvait enlever la paralysie d'emblée et rendre à la vessie son ressort, de manière à lui permettre de se vider entièrement, en expulsant toute l'urine, sans lui laisser le temps de séjourner et de se corrompre, la scène changerait à coup sûr. Ainsi, dans l'observation qui va suivre, j'ai vu l'affection catarrhale se dissiper, et l'urine, de trouble et infecte, redevenir naturelle à mesure que la paralysie cédait au traitement électrique. M. Michon dans un cas qui avait résisté à toutes les médications, constata qu'après six séances d'électrisation, les urines étant rendues à volonté et sans difficulté, perdirent rapidement leur odeur ammoniacale et devinrent limpides. Ce qui le frappa surtout, c'est que la fétidité

et la purulence des urines disparurent sans retour, presque en
même temps que la paralysie. Cette heureuse terminaison, dit-il,
doit-elle être attribuée entièrement au rétablissement du cours
des urines, sous l'influence de la volonté, ou bien l'électricité
appliquée à la surface interne de la vessie agirait-elle à la
manière de certaines injections stimulantes caustiques, employées
avec efficacité contre des affections catarrhales de la vessie?
Il avoue qu'il n'est pas en mesure de répondre à cette seconde
question; or, l'électricité ne borne pas son action à stimuler le
système nerveux; en agissant sur les nerfs des organes, elle
modifie aussi leurs fonctions; elle exerce encore une influence
sur les sécrétions en général. Pour la pyogénie en particulier,
de Humboldt a démontré, par d'intéressantes expériences, que
les caractères physiques et chimiques du pus se modifient sous
l'influence du galvanisme. De plus, M. Orioli a fait voir de son
côté que l'électricité joue un rôle important dans la formation
des diverses humeurs, soit en santé, soit en maladie. Ainsi, il a
fait passer dans les parties malades une électricité contraire à
celle qu'indiquait le liquide qui y prenait naissance; suivant que
les plaies présentaient des caractères trop acides ou trop alcalins,
il appliquait le pôle négatif ou positif, afin de faire apparaître
un principe capable de neutraliser le produit dominant; une
prompte guérison est venue confirmer la justesse de ces indications. (*Annales de chimie et de physique*, t. LII.)

« Ainsi se trouve dévoilé le secret des phénomènes jusqu'ici
inexpliqués, qu'on rencontre dans le catarrhe mucoso-puriforme
qui coexiste avec une rétention d'urine. En combattant la paralysie de l'organe, le courant électrique en modifie et en régu-
larise la sécrétion et de plus agit sur le liquide sécrété. »

Nous insérons l'observation que Pétrequin cite à l'appui de
ses idées, quoiqu'elle soit un peu longue, à cause du grand intérêt qu'elle présente à plusieurs points de vue :

Observation. — *Hématurie traumatique.* — *Paralysie de la vessie avec anesthésie.* — *Rétention complète d'urine.* — *Complication de catarrhe vésical.* — *Insuccès de divers traitements.* — *Guérison par l'électricité.*

Au commencement de décembre 1858, Pétrequin fut appelé en consultation par M. Potton auprès d'un malade âgé de 72 ans, atteint d'une rétention complète d'urine. M. X..., en prenant de grand matin le chemin de fer de Grenoble pour se rendre à Lyon, fait une chute dans le débarcadère ; il monte néanmoins en vagon et fait ainsi cinq ou six heures de route. Ne pouvant plus uriner, à son arrivée à Lyon, il consulte un médecin qui ne peut le sonder ; tourmenté de plus en plus par des besoins de miction qu'il lui est impossible de satisfaire, il se rend chez M. Potton qui, en raison de ces circonstances, appelle immédiatement Pétrequin. Il trouve le malade dans un état d'angoisse ; les besoins d'uriner sont fréquents et accompágnés de vive souffrance ; l'hypogastre est tuméfié, bombé et douloureux à la pression ; on sent une tumeur arrondie qui remonte près de l'ombilic ; la verge est ensanglantée par suite des tentatives infructueuses de cathétérisme qu'on a faites. Il constate que l'introduction de la sonde a de grandes difficultés à vaincre, et que l'urèthre présente, au niveau de la courbure, deux replis ou brides valvulaires qui s'opposent au passage de l'instrument. Il les déprime peu à peu sans déchirure et pénètre jusque dans la vessie, d'où sort une urine d'un sang rouge-noir qui se coagule en partie à mesure qu'il s'écoule ; on en remplit deux grandes cuvettes ; le soulagement est immédiat. (Grand bain tiède, lavement laxatif, tisane de chiendent, repos au lit, régime léger.) Malgré ce traitement, le malade n'a pu, dans toute la journée, rendre une seule goutte d'urine, et le soir il faut le sonder de nouveau. A partir de ce moment, chaque soir, avec M. Potton, il pratiqua le cathétérisme et des injections dans la vessie. Le malade fut mis à un régime doux et garda le repos au lit ; contre la rétention d'urine furent successivement employées des injections d'abord émollientes, puis froides, enfin aromatiques ; des tisanes variées, tour à tour adoucissantes, balsamiques et stimulantes ; des frictions diverses, des lavements laxatifs, des pilules de seigle ergoté, etc., le tout sans succès.

Le mal ne fit qu'empirer ; les urines étaient de plus en plus catarrhales ; elles devinrent mucoso-purulentes, fétides, ammoniacales. Le malade éprouvait dans l'hypogastre ce qu'il appelait des crampes de la vessie ; il souffrait de ne point uriner de toute la journée, et ne pouvait plus attendre jusqu'au soir. Ne voulant pas lui mettre une sonde à demeure, nous nous bornâmes à la laisser le matin pendant quelques heures ; ce qui suffit pour les besoins de la miction. Mais la paralysie résistait toujours; l'appétit et le sommeil disparaissaient; le ventre et l'hypogastre surtout étaient endoloris; le col de la vessie devenait très-sensible, le cathétérisme pénible et les urines de plus en plus troubles et infectes. Les antécédents rendaient ici le pronostic plus fâcheux : M. X... avait, depuis quatre ans, été, à deux reprises, atteint d'une rétention d'urine qui, chaque fois, avait été très-longue, très-difficile à guérir, et compliquée de divers accidents; c'est à cette époque que remontaient les désordres anatomiques produits dans l'urèthre, et qui rendaient le cathétérisme laborieux. Dans un cas, il était survenu une orchite suivie d'une fonte purulente du testicule gauche; dans l'autre, on avait eu à combattre une fièvre dont la santé générale du malade eut beaucoup à souffrir; avec l'âge, les complications possibles devenaient plus redoutables. Pétrequin crut trouver dans l'électricité une ressource pour s'y soustraire.

Le 27 décembre 1858, il fit, le matin, une première séance d'électrisation avec l'appareil à induction de M. Duchenne. Il introduisit dans l'urèthre, sans vider la vessie, une sonde de caoutchouc garnie d'un gros mandrin en fer, et dans le rectum une forte tige métallique recourbée. L'un des pôles ou réophores fut mis en contact successivement avec le mandrin de la sonde uréthrale et la tige du rectum; et l'autre conducteur, dont le manche à godet était rempli d'une éponge mouillée, fut promené sur l'hypogastre, sans toucher ni aux plis des cuisses, ni aux parois iliaques. L'électrisation, d'ailleurs modérée, dura près de vingt-cinq minutes; l'opéré n'éprouva pas de douleur; il ressentit à peine quelques picotements; pas d'effet sensible sur la paralysie vésicale. Le soir, deuxième séance semblable, d'environ vingt minutes. Le patient manifeste plus de sensibilité; les picotements sont plus vifs dans le rectum et la vessie. La nuit suivante, il commence à rendre, à deux ou trois reprises, un peu d'urine dans son vase.

Le 28 décembre, troisième séance, le matin, d'environ seize minutes. Le malade donne des signes de sensibilité plus vive dans toute la région; on peut reconnaître les contractions de la vessie et de l'urèthre qui agitent la sonde; le mandrin retiré, l'urine commence à sortir par un petit jet; jusque-là, pour vider la vessie, on était obligé de presser sur l'hypogastre. M. X... demande lui-même à ne pas garder, comme d'habitude, la sonde à demeure toute la matinée. Le soir, on lui trouve la figure épanouie; il a uriné à plusieurs reprises et rempli plus de la moitié de son urinoir; la vessie, toutefois, n'était pas encore complétement vide; on fit une quatrième séance d'environ douze minutes; la sensibilité du rectum, les contractions de la vessie et de l'urèthre sont plus manifestes.

Le 29 décembre, la miction s'est opérée dans la nuit, sans trop de difficulté; les urines sont moins troubles et moins odorantes; l'urinoir est en partie rempli, la vessie à peu près vide. Cinquième et dernière séance de moins de dix minutes ; elle est pénible ; le rectum, la vessie et l'urèthre sont devenus fort impressionnables. A partir de ce moment, les urines furent rendues à volonté et sans trop de difficulté ; elles perdirent rapidement leur caractère de purulence et leur odeur ammoniacale.

Le soir, M. X... fait voir qu'il n'a pas besoin d'être sondé ; l'urine sort par jet ; les crampes de la vessie se dissipent ; l'état général est bon. La cure était complète, et, n'ayant plus à intervenir, on cessa les visites le 2 janvier. M. X... vint lui-même chez Pétrequin, le 8 ; il se trouvait très-bien.

A la fin de mars, la guérison ne s'était pas démentie. M. X... s'applaudissait vivement d'avoir été débarrassé si vite et si heureusement de sa rétention, qui menaçait d'être plus grave que les deux premières ois.

Ainsi ce catarrhe que rien n'avait pu modifier, et qui faisait craindre de sérieuses complications, a cédé à l'emploi de l'électricité d'une façon aussi prompte que simple et heureuse.

Nous ne croyons pas que de nouvelles tentatives aient été faites dans cette voie ; mais il est certain que les malades et les médecins se trouveraient très-bien de la vulgarisation de ce traitement contre une affection aussi rebelle et aussi funeste par ses complications que le catarrhe chronique de la vessie.

CHAPITRE IV.

Parmi les phénomènes chimiques de la pile, la décomposition des liquides est un des plus remarquables ; et depuis longtemps les médecins ont songé à l'appliquer au traitement de l'hydrocèle, partant de cette idée théorique et purement d'induction, que les épanchements de la tunique vaginale pourraient être transformés par les courants électriques en des produits gazeux disparaissant ensuite par un mécanisme qui restait indéterminé. Mais la résolution devait se produire autrement, car la quantité de liquide disparue était supérieure à célle que les courants pouvaient décomposer, et, de plus, les courants d'induction qui n'ont pas d'action chimique appréciable, déterminent des résorptions. Nous verrons plus loin comment on explique aujourd'hui d'une façon plus vraisemblable et plus physiologique les résultats obtenus.

Dès 1839, Schuster appliqua l'électro-puncture au traitement de l'hydrocèle, et en guérit plusieurs de dimension et de durée variables, par une, deux ou trois applications galvaniques. Amussat père fut témoin des résultats qu'il obtint ; mais l'épanchement récidivait et il songea alors à aider la galvanisation simple par l'emploi de la cautérisation galvanique et de ce qu'il appela le grattage électrique. Voici comment il procédait : Il enfonçait dans le scrotum en des points différents huit aiguilles d'acier, dont quatre étaient mises en communication avec le pôle cuivre de Volta et pénétraient dans la substance même du testicule ; les quatre autres communiquant avec le pôle zinc ne devaient pas arriver jusqu'à la glande ; puis, avec une neuvième aiguille, il soulevait, remuait, dardait le testicule, piquait et excitait les parois de la séreuse, pour y faire pénétrer, disait-il, le fluide ou la dynamide galvanique sur un grand nombre de points et en modifier la vitalité et les fonctions.

Il faisait des séances de vingt-cinq à trente minutes, les répé-

tait, selon l'indication, le lendemain ou le surlendemain et y re-
venait s'il en était besoin de huit en huit jours, ou de quinzaine
en quinzaine jusqu'à parfaite guérison.

Au mois de janvier 1843, dans un mémoire adressé à l'Aca-
démie des sciences, il dit avoir traité par l'électro-puncture dix
cas d'hydrocèle ; sur ces dix, quatre avaient été définitivement
guéris par une simple application galvanique ; cinq autres avaient
nécessité deux et même six applications, et un seul cas avait
résisté, à l'état de récidive, le malade n'ayant pas voulu continuer.

Il employait une pile de Volta de trente ou quarante éléments
et faisait ensuite la compression circulaire ou par un simple
suspensoir si le malade était jeune et les tissus assez fermes.

Il prétend, avec ce procédé dont nous avons parlé plus haut,
n'avoir presque jamais eu d'accidents quoiqu'il l'eût manié avec
hardiesse et à dose cautérisante.

Dans les cas qu'il eut à traiter, l'hydrocèle se transformait en
œdème du scrotum qui ne tardait pas à disparaître. ·

Plus tard, il avait encore traité onze nouveaux cas d'hydrocèle
dont quatre avec un succès définitif, deux sans succès, le traitement ayant été abandonné chez l'un après six applications, chez
l'autre après deux ; les cinq autres ne continuèrent pas le traitement ; trois d'entre eux avaient subi chacun une séance d'électro-puncture, et les deux autres chacun deux séances.

Schuster crut dès lors pouvoir poser les conclusions suivantes :

1° L'hydrocèle est curable par l'électricité.

2° Les courants continus sont préférables, et le mode le plus
sûr, c'est l'électro-puncture.

3° Si la guérison n'est pas amenée dans tous ces cas, quelquefois elle l'est d'emblée, et l'électricité réussit le plus souvent
quand elle est continuée avec une certaine persistance, et quand
on lui adjoint et la cautérisation galvanique et l'excitation galvanique ou le grattage du testicule.

4° Le traitement réussit d'autant mieux que le sujet est plus
eune et n'a pas subi de ponction palliative.

5° Ce traitement est exempt de tout danger et de tout inconvénient sérieux.

6° On ne peut cependant, à cause des récidives, le proposer comme méthode exclusive ; il doit être réservé à l'enfance, à l'âge viril, aux sujets dont les tissus offrent une certaine résistance et qui n'ont pas déjà subi de ponctions.

Aux résultats obtenus par Schuster d'autres vinrent bientôt s'adjoindre qui étaient dus à Pecchioli, Rodolfo-Rodolfi, Burdel, Lamarre (à Honfleur).

Zénobi Pecchioli (*Gazette des hôpitaux*, 1842) appliqua l'électro-puncture, se fondant sur les propriétés qu'ont les courants électriques, dit-il, transmis au travers des réceptacles membraneux contenant un liquide quelconque, de déterminer la transsudation de ce dernier par les pores de leurs parois. Voici son observation :

Jeune homme de 19 ans, bonne constitution, affecté, depuis plusieurs années, d'un gonflement énorme du scrotum, développé peu à peu sans cause appréciable, et qui avait résisté à tous les moyens. Son affection consistait dans un épanchement de l'une et l'autre tunique vaginale, qui ne paraissait se compliquer d'aucune altération du testicule.

Le 30 mai quatre aiguilles furent enfoncées dans le scrotum, avec une disposition telle qu'il s'en trouvait deux de chaque côté, l'une dans le haut, l'autre dans la partie inférieure de chaque tumeur, et on les mit en rapport avec les pôles opposés d'une pile voltaïque pour établir un courant électrique circulaire. L'application dura cinq minutes : sensation douloureuse assez vive sur le testicule droit. Les aiguilles retirées, on distingua presque aussitôt un changement assez notable dans le volume des deux tumeurs, et elles allèrent en diminuant avec une rapidité si prononcée, qu'après cinq heures, elles semblaient presque s'être vidées en totalité ; mais dans le cours de la soirée on vit se manifester dans la partie un peu de chaleur et de rougeur, et à la suite de ce phénomène il s'opéra une nouvelle accumulation de liquide aussi considérable à peu près qu'avant l'opération ; cependant la partie gauche de la tumeur n'était pas tout à fait aussi grosse que celle de droite, et la peau du même côté présenta tous les caractères d'un œdème. — Quelques jours de repos, maladie stationnaire ; nouvelle application le 9 juin, mêmes résultats.

Le 18 juin, troisième application après laquelle les parties revinrent à leur état normal, sans qu'il fût besoin de recourir à aucun autre moyen auxiliaire, soit général, soit local ; quinze jours après le malade quittait l'hôpital pour rentrer chez lui.

Sans mettre en doute, dit M. Pecchioli, la propriété qu'a l'électricité de provoquer la transsudation des liquides au travers des tissus membraneux et admettant même que la guérison reconnaisse pour cause unique la transmission des liquides des tuniques vaginales dans le scrotum, il faudrait encore savoir par quelle cause a pu s'arrêter si rapidement l'exhalation de la sérosité. Serait-ce dû à une action physique ou chimique de l'électricité, ou ne pourrait-on pas le considérer comme un résultat de l'excitation imprimée par le fluide électrique aux propriétés vitales des membranes affectées ?

Pétrequin de son côté publia en 1859, dans la *Gazette médicale*, les tentatives qu'il avait faites dans cette voie, envisageant la question à un point de vue moins empirique et plus physiologique. Il avait été frappé de l'action que la pile exerce non-seulement sur l'innervation mais encore sur la circulation capillaire et les fonctions vitales de nos organes, au premier rang desquelles doivent figurer les fonctions secrétoires. Guérard avait fait connaître l'influence du bain électrique sur la sécrétion cutanée ; De Humboldt avait étudié l'action du galvanisme sur la sécrétion des plaies et la qualité du pus, sur les œdèmes douloureux, les engorgements glandulaires, les adénites chroniques. Mauduyt avait expérimenté l'électricité : « Si elle agit sur des engorgements glandulaires, sur des tumeurs dures et compactes, se dit Pétrequin, à plus forte raison doit-elle agir sur de simples tumeurs hydropiques, sans altération organique et uniquement formées d'éléments liquides. L'hydrocèle remplit ces conditions. »

Ces idées le préoccupaient lorsqu'en 1857 il eut sous la main une hydrocèle volumineuse, déjà ancienne, de la tunique vaginale gauche ; pas d'autre cause appréciable que des voyages nombreux.

Le sujet, âgé de 45 ans, lymphatique, mais d'une bonne santé habituelle, voulait être guéri sans opération, et il fut convenu qu'on emploierait l'électricité après un traitement interne.

Il fallait choisir l'électricité, le galvanisme ou la faradisation. Quel était le meilleur mode opératoire ? dit Pétrequin. Les trois méthodes pouvaient sans doute réussir ; les deux premières surtout avaient déjà fait leurs preuves, et j'optai pour le galvanisme comme ayant une action plus constante, plus énergique, plus continue et plus facile à manœuvrer ; par des motifs analogues, je donnai la préférence à la pile de Bunsen que j'avais sous la main.

Ayant en vue d'agir sur le contenant et non sur le liquide qui eût pu sans doute être décomposé sans procurer la guérison, il était indiqué de porter l'action électrique sur la tunique vaginale pour stimuler sa vitalité et rétablir l'équilibre entre l'absorption et la sécrétion, en provoquant la résorption du liquide épanché ; c'est ce qu'on obtient par une excitation médiate en agissant sur la peau du scrotum, mise en contact avec les pôles de la pile.

Les deux pôles de la pile de Bunsen furent appliqués l'un sur la base, l'autre sur le sommet de l'hydrocèle ; la séance dura environ une demi-heure : outre l'impression douloureuse qu'on ne peut guère éviter dans ces cas, notre opéré éprouva la sensation toute particulière d'un mouvement vermiculaire, d'une agitation continue comme si le liquide se fût mis à couler et à remonter vers le ventre. La tumeur semblait avoir un peu diminué ; on le mit au lit où il demeura jusqu'au lendemain, et à notre grande surprise son hydrocèle avait disparu. On lui appliqua un suspensoir modérément compressif ; il continua le traitement interne et quelques jours après il fut purgé.

Je le vis encore par intervalles pendant un mois ; la guérison ne s'était pas démentie et il ne survint aucun accident.

Pétrequin, partageant en ceci l'opinion de Mauduyt, Hallé et Guérard, employait un traitement interne préparatoire pour prévenir les répercussions et les métastases. Son malade, qui était sujet à l'eczéma, fut pendant un mois soumis au régime et à l'usage de la liqueur de Fowler et d'une tisane dépurative de saponaire et de chicorée amère. Il attribue le succès qu'il a obtenu au procédé opératoire, à la médication préparatoire et à la purgation qui fut administrée quelques jours après la guérison.

« Il arrivera sans doute, dit-il, des cas moins heureux où il faudra une deuxième et une troisième séance d'électrisation. Il est à craindre aussi qu'on ait des rechutes, et alors il faudrait modifier le procédé opératoire pour qu'il devînt curatif. C'est là un problème à résoudre ; je crois même en avoir déjà trouvé la solution ; mais, comme je n'en ai pas encore la démonstration clinique, j'attendrai jusque-là pour en faire part. »

Nous ne savons s'il a fait connaître depuis son procédé curatif.

Schuster pensait que les guérisons de l'hydrocèle par l'électricité, dont l'application s'accompagne ordinairement d'un mouvement de rétraction et d'un froncement visible dans les enveloppes testiculaires, étaient dues à la propriété qu'ont les courants continus de rendre aux tissus, anormalement distendus ou relachés, le degré de tonicité et de contractilité dont ils jouissaient avant la maladie.

Sans rejeter complétement une action électrolytique possible, nous pensons avec les docteur Mallez et Tripier que la résolution de l'hydrocèle est plutôt due à des modifications locales de la circulation, obtenues à la fois directement de l'action du courant et indirectement par voie de révulsion; mais nous pensons aussi qu'il faut tenir compte de l'action des fibres contractiles du scrotum qui, se contractant sous l'influence électrique, produisent une compression du liquide épanché et hâtent ainsi sa résorption dans le torrent circulatoire.

D'après M. Mallez, le courant continu, efficace dans une certaine mesure quand il est appliqué au moyen d'excitateurs non pénétrants, l'est davantage lorsqu'il est conduit directement au liquide par des aiguilles métalliques, et il y aurait là galvanisation révulsive et application d'un séton.

M. Tripier, comptant avant tout sur la modification des phénomènes circulatoires pour opérer la résorption de l'épanchement, et sachant pouvoir l'obtenir sans pénétrer dans la tumeur et avec des courants d'induction, emploie plutôt ces derniers.

Des résultats inégaux l'ont conduit à cette conclusion que le procédé par faradisation non pénétrante, très-satisfaisant au point de vue des résultats immédiats, laisse peut-être plus de chance à la récidive que les applications faites avec des aiguilles pénétrantes; enfin, que la faradisation superficielle par des excitateurs humides et la faradisation sèche révulsive se disputent la supériorité sans qu'il soit actuellement possible d'établir quels cas réclament l'une plutôt que l'autre.

Nous donnons ici une observation due à M. Tripier, dans laquelle il a vu manifestement la faradisation déterminer une activité plus grande de la circulation. Il s'agit d'une hydrocèle enkystée du cordon de date ancienne. Le malade, qui a 50 ans environ, fait remonter cette affection à son enfance. Les extra-courants d'un appareil de Legendre et Morin sont dirigés pendant dix minutes à travers la tumeur au moyen d'excitateurs coniques coiffés de peau mouillée. Celle-ci, qui avait le volume d'un gros œuf de pigeon, est réduite au bout de trente séances à celui d'une noisette. Pendant les séances, dans les vaisseaux spermatiques, ont été senties des pulsations artérielles qui n'étaient plus perceptibles dès que cessait l'électrisation.

Souvent, dans sa pratique, M. Tripier a eu l'occasion d'appliquer ses idées sur la faradisation au traitement de l'hydrocèle avec des résultats variables et des récidives plus ou moins fréquentes, de sorte qu'il n'est pas, dit-il, encore complétement fixé sur l'efficacité de ce moyen.

MM. Amussat et Moreau-Wolff n'en auraient pas obtenu des résultats encourageants.

Cependant, M. Mallez (*Comptes-rendus de la Société des sciences médicales de Paris*, 1863) cite trois observations de guérison de l'hydrocèle par l'électro-puncture.

Dans les trois cas, on a fait passer le courant d'un appareil de MM. Benoist et Marié-Davy (pile au bisulfate de mercure) au travers de la tunique vaginale par deux aiguilles à acupuncture, le pôle positif en haut, le pôle négatif en bas, pendant vingt-cinq minutes. La douleur très-supportable s'irradiait dans le pli de l'aine suivant la direction des cordons spermatiques ; la diminution de la tumeur fut dans l'un des cas très-manifeste ; dans un autre, d'un tiers du volume ; et dans le troisième un peu moins considérable, mais encore très-sensible. Les trois malades sont retournés chez eux à pied et il ne leur a été ordonné pour toute prescription qu'un bain entier. Revus trois jours après, l'un était complétement guéri, les deux autres conservaient un peu d'empâtement dans la tunique vaginale, que quelques compresses résolutives ont fait disparaître. Un des malades a offert une récidive.

M. Mallez ne se dissimle pas que ce soit peu de trois cas pour appuyer cette pratique, mais ils ne sont pas seuls, car M. Benoist comptait déjà à cette époque plus de vingt succès obtenus par cette méthode. Un fait très-remarquable dans ces observations, c'est la rapidité de l'absorption du liquide, comme l'a fait remarquer M. Caudmont; il est difficile de l'expliquer dans l'état actuel de nos connaissances; peut-être paraîtra-t-il un jour moins surprenant.

Tout récemment, l'occasion s'est présentée à nous d'observer dans le dispensaire de M. Mallez un cas de guérison d'une hydrocèle par l'électro-puncture, le voici :

Louis Canet, 54 ans; il y a huit jours il fit une chute, et le lendemain l'hydrocèle commença à se développer, ou du moins c'est alors qu'il remarqua que la moitié droite de ses bourses était plus volumineuse que l'autre moitié. Aujourd'hui 23 février, l'hydrocèle est comme une tête de fœtus à terme. Deux aiguilles d'acier sont enfoncées dans la tunique vaginale et correspondent, la supérieure au pôle positif et l'inférieure au pôle négatif. On se sert des courants induits de l'appareil à chariot de M. Tripier. Sous l'influence du courant, on voit la tumeur diminuer rapidement, et le scrotum offre des mouvements vermiculaires qui s'accentuent de plus en plus. Le malade accuse une douleur très-supportable d'ailleurs dans le cordon droit, et des fourmillements, des picotements dans les bourses.

Après une séance d'une demi-heure environ, l'hydrocèle est complétement ramollie et réduite au volume d'une petite orange. Le 26, nouvelle application, quoiqu'il ne reste presque plus de liquide dans la tumeur; le scrotum ne présente aucun œdème, aucun empâtement. — Le malade n'est pas revenu, s'estimant suffisamment guéri probablement.

Cette observation est tout à fait en faveur du procédé; mais il reste à savoir s'il n'y aura pas de récidive.

CHAPITRE V.

MM. Chéron et Moreau-Wolff ont appliqué la galvanisation au traitement de l'orchite avec les résultats les plus satisfaisants.

Nous ne nous arrêterons pas à décrire ici la pathogénie de cette affection, ni à discuter les différentes opinions des auteurs qui ont écrit sur cette question ; ce qui nous importe, c'est le phénomène inflammation, et nous dirons en quelques mots sa genèse. Selon M. Robin, l'inflammation est une succession de phénomènes se passant dans les capillaires et caractérisés : 1° par un resserrement des artérioles et veinules, les capillaires proprement dits ou intermédiaires ne prenant encore au phénomène qu'une part peu visible bien que réelle ; 2° par une réplétion et une dilatation des capillaires, avec ralentissement et oscillations de leur circulation, ce qui caractérise la simple congestion. Mais il y a inflammation lorsque ces phénomènes sont suivis de stase et d'arrêt complet avec réplétion et distension des capillaires (par des globules de sang accumulés) et graduellement des artérioles et veinules de la partie enflammée, surtout des dernières ; car les capillaires dont elles proviennent directement, cessant de leur fournir du sang, le courant s'y ralentit, s'y arrête même ensuite ; elles ne reçoivent que celui des capillaires latéraux, et cela graduellement avec une impulsion de moins en moins grande, de sorte que les globules sanguins s'y accumulent sans en sortir. Le sérum transsude au travers des parois des capillaires, partout où le cours du sang est entravé, et cela jusqu'à laisser les globules seuls accumulés et pressés dans les points où il y a stase complète. La nature des éléments, leur texture, la rapidité avec laquelle la stase complète s'est établie, ont une action sur la quantité et la nature de cette exsudation, et au fur et à mesure qu'elle se produit, les globules arrêtés empruntent de proche en proche, dans de certaines limites, du sérum aux portions où le sang oscille et circule encore. Ainsi, la circulation devenant de plus en plus lente par le fait même de cette diminution du sérum dans un rayon qui tend toujours à s'agrandir autour du point enflammé primitivement, le phénomène inflammatoire tend à s'étendre s'il n'est pas enrayé dans sa marche envahissante. Ainsi se produit l'inflammation d'une façon générale, mais il s'y ajoute un élément qui intéresse surtout le médecin, c'est la douleur, qui, avec la tuméfaction, résulte de la dilatation des capillaires, de l'accumulation des globules et de l'exsudation plastique, douleur d'autant plus forte que la tuméfaction amène un étranglement plus considérable, par suite de la présence des aponévroses, des faisceaux fibreux, etc. Dans le testicule précisément se trouvent réunies les conditions qui peuvent rendre la douleur très-vive.. L'organe est, en effet, enveloppé de la tunique albuginée, membrane fibreuse, résistante, qui de plus envoie des prolongements dans le parenchyme de façon à le diviser en plusieurs loges triangulaires.

Les différentes phases de l'inflammation que nous venons de décrire se passent dans le cas particulier qui nous occupe, dans l'orchite, quelle que soit sa nature, traumatique ou blennorrhagique, et quel que soit son siége, épididyme, testicule ou tunique vaginale, et les courants continus par l'action qu'ils exercent sur la circulation, en amènent facilement la résolution, en même temps qu'ils font disparaître la douleur.

Dans toute partie d'un organe enflammé, disent les auteurs de ce mode de traitement, c'est au pourtour de la zone inflammatoire que se fait sentir l'augmentation de pression dans des vaisseaux qui, perméables encore, présentent un ralentissement considérable du cours du sang dans leur cavité ; le courant continu, en excitant les fibres lisses de ces vaisseaux, facilite le développement des circulations collatérales, s'oppose à l'extension inflammatoire et réduit même cette zone en rétablissant l'activité circulatoire dans les vaisseaux de la périphérie.

Ainsi, par le retour à la perméabilité des vaisseaux sanguins, artérioles, capillaires et veinules, cesse la tuméfaction de l'organe, ainsi que la douleur déterminée par la compression des nerfs et la distension de la tunique albuginée. Mais M. Tripier se demande s'il faut attribuer à l'excitation directe des fibres lisses contenues dans les parois des petites artères les modifications de la circulation qui surviennent dans une partie soumise à l'action de courants continus ou interrompus, et pense que le phénomène est plus complexe et qu'on ne saurait refuser au système nerveux le rôle principal dans sa production.

Mais y a-t-il avantage pour les malades à être traités par l'électricité? La réponse est facile, car quel que soit l'agent thérapeutique auquel on ait recours, et le meilleur, selon nous c'est le tartre stibié à dose nauséeuse, administré pendant un jour, deux jours, trois jours même, ainsi que nous avons souvent eu l'occasion de l'employer à l'hospice du Havre avec beaucoup de succès; quelle que soit, disons-nous, la médication il faut toujours trois semaines ou un mois pour la guérison complète de l'orchite, et de plus elle ne peut agir avec efficacité qu'à la condition du repos au lit dans la position horizontale; ce sont là deux graves inconvénients pour les gens surtout qui ont besoin pour vivre de ne pas interrompre le cours de leurs occupations journalières.

Or, l'emploi du courant continu n'exige pas le repos du malade, et de plus il a une rapidité d'action telle que dix à douze séances en moyenne suffisent pour amener une résolution complète.

MM. Chéron et Moreau-Wolff opèrent de le façon suivante : « Un courant de dix à vingt-quatre couples de Remak (au maximum) a été dirigé à travers la tumeur pendant un espace de temps pouvant varier de sept à huit minutes.

« Aussitôt après, le pôle positif étant placé sur la tumeur au point le plus douloureux, le pôle négatif est mis sur le trajet du cordon pendant quatre à six minutes.

« En troisième lieu, un courant ascendant est dirigé suivant le trajet du cordon, le pôle positif étant placé sur le point qui est habituellement le plus douloureux, au niveau de la sortie du cordon à l'orifice externe du trajet inguinal.

« Nous employons le courant ascendant qui excite avec beaucoup plus d'énergie les éléments musculaires (Marianini, M a teuci, etc.), ce qui est d'autant plus nécessaire que la circulation est arrêtée ou tout au moins considérablement ralentie dans la tumeur et dans le cordon.

« Une contre-épreuve nous a prouvé d'ailleurs que l'action du courant descendant est bien moins énergique et bien moins rapide. »

Parmi les neuf observations que MM. Chéron et Moreau-Wolff rapportent à l'appui de leur méthode, nous prendrons seulement, pour ne pas prolonger cet article, les cinq qui nous paraissent offrir le plus d'intérêt.

Obs. 1re. Le 10 janvier 1869, le sieur Benoît Leclairq, porteur de pain depuis 25 ans, se présente à notre dispensaire avec une blennorrhagie aiguë de moyenne intensité. Traitée par l'opiat au copahu et au cubèbe et par des injections astringentes, cette affection céda promptement, lorsque malgré la précaution qu'on lui avait fait prendre de porter un suspensoir, le malade se présente de nouveau à la consultation le 18 janvier, pour une orchite aiguë franchement inflammatoire avec vaginalite accompagnée d'un abondant épanchement. La tumeur testiculaire est grosse comme le poing, dure, luisante, et rouge ; excessivement douloureuse au toucher le plus délicat, indépendamment des douleurs spontanées que le malade y ressent.

Le cordon participe à cette inflammation dans la même mesure, l'écoulement uréthral a disparu totalement.

La marche est presque impossible par les douleurs très-vives qu'elle détermine.

Nous appliquons le même jour un courant ascendant de 25 éléments, le pôle positif au niveau de l'épididyme, et le pôle négatif sur le cordon au-dessus de l'anneau inguinal. Au bout d'une application de 10 minutes, la douleur a presque complétement disparu, la tumeur est moins dure, presque insensible au toucher et à une légère pression ; le cordon a subi la même altération ; il est moins dur. Bref, au bout de 10 minutes, les caractères de l'orchite ont changé ; on dirait avoir affaire à la même affection après une application de sangsues, de cataplasmes, et le repos de trois ou quatre jours.

Le malade revient le lendemain sur notre invitation et subit le même traitement. Cette fois nous faisons traverser la tumeur par un courant de 25 éléments, après avoir, bien entendu, fait précéder cette application d'un courant ascendant comme la veille et terminé la séance par un courant du même ordre. Le malade éprouve à cette deuxième séance une diminution encore plus notable des phénomènes inflammatoires et douloureux. Le testicule et le cordon qui au début de la séance étaient encore un peu sensibles, ne le sont pour ainsi dire plus, à la fin ; l'épanchement vaginal se résorbe ; on sent plus facilement l'épididyme et le testicule, — diminution d'un tiers du volume de la tumeur. Leclairq a pu continuer ses occupations et son dur métier de porteur de pain qui l'oblige à monter de nombreux étages et à traîner des fardeaux. Les 20, 21, 22, 23, 25 du même mois, Leclairq revient subir les mêmes applications ; aussi, le 25, après la dernière séance, le testicule étant revenu à son état normal, nous l'invitâmes à ne plus se déranger de ses travaux. Depuis cette époque, nous ne l'avons plus revu.

Le malade sujet de cette observation n'a pas cessé un seul jour d'exercer son métier, et, comme seul adjuvant du traitement par l'électricité, a pris trois ou quatre bains tièdes.

Obs. 2. M. X..., menuisier, 28 ans, se présente au dispensaire le 6 décembre, blennorrhagie suraiguë, adénite mono-inguinale non suppurée. Traitement par l'opiat au copahu et cubèbe, et les injections astringentes, onctions mercurielles belladonées.

Cessation de l'écoulement uréthral le 13 courant ; le 14, le malade revient nous consulter pour une orchite aiguë, avec vaginalite et épanchement. Tumeur dure, douloureuse à la moindre pression. Le cordon est tuméfié et excessivement douloureux. Application de 15 sangsues sur le trajet du cordon ; repos au lit ; tenir les bourses relevées ; cataplasmes arrosés d'eau blanche, purgation.

Au bout de cinq jours, le malade revient nous consulter. Douleur moins forte, quoique persistante, testicule toujours dur ; l'épanchement vaginal n'a pas disparu. Courants continus appliqués de la même façon que chez le malade de l'observation précédente. Le 21 décembre, amendement des symptômes inflammatoires, diminution, sinon cessation de la douleur, disparition de l'épanchement, si bien que le sieur X... reprend ses occupations le 29 du même mois.

Cette observation est intéressante, car elle nous montre que le traitement antiphlogistique n'a, pour ainsi dire, fait que retarder de cinq jours la guérison.

Obs. 4. Caniveau, 27 ans ; blennorrhagie remontant à quelques jours, atteint il y a cinq jours d'une orchite pour laquelle il vient nous consulter le 29 mars 1867.

Douleur vive, impossibilité de se livrer au moindre travail, fièvre assez intense. Application sur la tumeur d'un courant continu produit par dix-huit, puis 24 éléments Davy de 0^m, 11 au sulfate de plomb, guérison complète au bout de 11 séances.

Obs. 7. Cauterot, 28 ans, employé de commerce, vient nous consulter le 8 février 1868. Il y a sept jours, à la campagne, en sautant une barrière, le malade ressentit une douleur vive dans le testicule droit. le soir même cet organe était un peu tuméfié, douloureux à la pression. Le lendemain et les jours suivants, la douleur ne fit que s'accroître, ainsi que tous les autres phénomènes inflammatoires. Les douleurs deviennent intolérables, et comme le malade n'emploie pour tout traitement que des applications de cataplasmes, la marche étant presque devenue impossible, il se décida à venir nous voir.

Le testicule est dur, très-douloureux, augmenté de volume ; l'épididyme est tuméfié mais il faut presser assez fortement sur la tumeur pour le sentir, car il existe un abondant épanchement dans la tunique vaginale. Le cordon est induré, très-tuméfié ; la douleur remonte le long de son trajet jusque en haut de l'aine.

Nous faisons immédiatement usage d'un courant continu ascendant, produit par 25 éléments Davy, de 0ᵐ,11 au sulfate de plomb. Après une application de 10 à 12 minutes, la tumeur a diminué, est devenue plus molle, plus facilement dépressible ; l'épanchement est nécessairement moins abondant. — Le malade nous dit que la douleur n'existe presque plus ; aussi revient-il avec empressement le lendemain 9 février.

Cette fois nous ne nous contentons pas d'appliquer un courant ascendant, nous faisons aussi traverser la tumeur par un courant de 20, puis 25 éléments: comme hier, amélioration presque immédiate des phénomènes constatés au début de la séance. Diminution de l'épanchement vaginal ; quant à la douleur, elle n'existe plus.

Le malade revient les 10, 11, 12, 13, 14, 15, 16, 17, 18, 19, 20, 21, 22, 23, 24, du même mois ; chaque jour après l'application des courants, le patient ressent une amélioration évidente, que nous constatons du reste, et enfin le 25, nous lui annonçons que sa guérison est complète. — En effet la résolution de l'épanchement de la tunique vaginale et de l'inflammation du testicule et de l'épipidyme est obtenue, par conséquent, par seize applications.

Obs. 8. M. le Dʳ Burke, chef de la clinique du Dʳ Wecker, nous amène, le 18 janvier 1869, un de ses clients, qui à la suite d'une blennorrhagie, a été atteint une première fois, il y a quinze mois, d'une orchite et d'une névralgie sciatique, accidents qui ont cédé au bout de trois semaines à un traitement rationnel ; l'écoulement uréthral a disparu, mais il y a 24 heures, sans motif appréciable, apparition d'une nouvelle inflammation des testicules et de l'épididyme, accompagnée comme la première fois d'une névralgie sciatique. La douleur est très-vive dans le testicule, l'épididyme et le cordon, sans épanchement notable dans la tunique vaginale. La marche est rendue impossible par les douleurs qu'elle détermine, douleurs tenues sous la dépendance de l'inflammation du testicule et sous celle de la névralgie sciatique. — Nous faisons immédiatement une double application des courants continus :

1° Sur le testicule ;

2° Sur la région sciatique ; et nous sommes heureux de constater la diminution presque instantanée, sinon la cessation absolue, des douleurs testiculaires, aussi bien que de celles de la névralgie sciatique. Nous avons employé ici, pour l'orchite, les courants ascendants de 20 ou 25 éléments Remak, et fait traverser la tumeur par des courants de 20 et 25 éléments. Le malade revient le 21 janvier ; amélioration progressive et amendement évident des phénomènes inflammatoires et névralgiques. Il a suffi d'une seule application pour amener une telle amélioration que le malade s'est cru guéri, et a pu rester trois jours sans revenir nous voir. Cinq séances ont amené dans ce cas la guérison la plus complète.

M. Mallez emploie souvent les courants continus dans le traitement de l'orchite, avec les mêmes résultats ; mais, pour ce cas particulier comme pour les autres, nous avons laissé passer de nombreuses observations sans les relever, l'idée de ce travail ne nous étant venue à l'esprit qu'après nous être trouvé dans l'impossibilité matérielle d'en terminer un autre préparé de longue main.

———

CHAPITRE VI.

ATROPHIE DU TESTICULE.

Nous dirons un mot seulement de cette affection, contre laquelle Curling a songé à employer les courants électriques, sans y avoir recours cependant.

Toutes les causes qui produisent l'atrophie dans les autres organes peuvent aussi la produire dans le testicule ; ce sont : un obstacle à la circulation, la compression, le défaut d'exercice, le manque d'influx nerveux, le défaut de nutrition de l'organe par absence de sang artériel, un engorgement du canal déférent empêchant la sortie du sperme, l'onanisme, les excès de coït, les lésions de la nuque. Curling cite un cas de paraplégie saturnine qui laissa après elle une atrophie du testicule avec impuissance, atrophie qui aurait pu être traitée avec avantage par les courants. Souvent, en même temps qu'il perd son poids et son volume, il perd aussi sa sensibilité à la pression, qui peut être remplacée par une sensibilité morbide.

Les parties constituantes du cordon peuvent aussi s'atrophier.

C'est surtout dans l'atrophie qui ne reconnaît pas pour cause une maladie de l'organe, que les courants peuvent être utiles; alors le testicule conserve sa forme, mais paraît mou parce qu'il a perdu son élasticité et sa résistance; la substance tubuleuse et les cloisons sont peu distinctes, et la première ne peut plus se dévider avec facilité.

Nul doute aussi qu'on ne puisse utilement employer les courants contre l'anémie du testicule dont parle M. Gosselin, anémie qu'on voit survenir à la suite des maladies de la tunique vaginale, surtout quand la vaginalite s'est terminée par l'oblitération complète de la séreuse, et encore à la suite de l'hydrocèle et de l'hématocèle. Cette anémie est caractérisée par l'absence de spermatozoaires et par une pâleur très-prononcée due à la petite quantité de sang que reçoit l'organe.

Nous manquons d'observations pour corroborer ces idées, mais des faits plus communs et mieux connus qui ont trait à l'application de l'électricité dans l'atrophie d'autres organes, il est permis de conclure par analogie qu'elle donnerait de bons résultats dans le cas particulier d'anémie et d'atrophie du testicule.

CHAPITRE VII.

ANAPHRODISIE. — SPERMATORRHÉE.

L'emploi de l'électricité ayant été essayé contre tous les symptômes considérés comme de nature paralytique, on a dû dès longtemps lui demander la guérison de l'*anaphrodisie*. Mais les tentatives poursuivies dans cette voie n'ont été l'objet d'aucune

publication venue à notre connaissance. Il suffit d'ailleurs de
se reporter à ce qui a été écrit dans ces derniers temps sur
l'anaprodisie, ainsi que sur les anomalies de sécrétion de l'appareil génital pour renoncer volontiers à des recherches sur la
thérapeutique d'états pathologiques mal définis et dont l'étude
est tout à fait incomplète, même au point de vue simplement
descriptif. C'est d'après les leçons de M. Tripier que nous résumerons les idées que professe cet auteur sur des questions à l'endroit desquelles il est le premier à ajourner des conclusions arrêtées, mais dont il poursuit l'étude d'une façon méthodique et
suivant un plan bien défini.

Après avoir rappelé la loi formulée par Marshall Hall sur
l'état du système musculaire dans les paralysies et développé
les considérations qui permettent d'en tirer une classification de
celles-ci, les divisant en cérébrales et spinales, M. Tripier insiste
sur l'importance clinique d'un fait physiologique constaté par
Marshall-Hall, fréquemment démontré par M. Brown-Séquard,
à savoir, l'influence de la soustraction de la voie cérébrale de
transmission des impressions sur le fonctionnement de la voie
spinale ou diastaltique qui s'en trouve notablement exagéré.
Se fondant sur divers faits cliniques, l'auteur déclare enfin que
cette influence est réciproque; mais ce dernier point de physiologie pathologique n'a pas à nous arrêter ici.

Revenant à l'anaphrodisie, M. Tripier y voit un état paralytique
causé par une lésion passagère ou profonde de l'innervation spinale ou cérébrale.

I. Un état paralytique convenablement localisé du centre
spinal ou de ses émanations motrices produirait directement
l'*anaphrodisie*.

Le traitement de celle-ci rentrera dans la formule générale du
traitement des paralysies spinales : traitement médical de la lésion, tant qu'elle persiste ; et traitement des symptômes par la
faradisation, quand on peut supposer la lésion nerveuse assez
légère ou suffisamment réparée pour permettre le retour de la
fonction.

M. Tripier fait souvent concourir la galvanisation continue au
traitement de la lésion sans pouvoir toutefois en préciser les indi-

cations, les trouvant ordinairement dans la coexistence de phénomènes accessoires et variables, et sans prévoir dans quelle
mesure elle sera efficace.

II. Un processus irritatif du *centre spinal* détermine le *satyriasis*,
c'est-à-dire l'exagération de l'appétit vénérien avec faculté de
le satisfaire, lorsque cet état est sous la dépendance directe d'une
lésion du centre spinal; lorsqu'il est, au contraire, la conséquence du défaut d'action cérébrale, il entraîne le priapisme
c'est-à-dire l'érection sans désir.

Quant aux rapports des lésions cérébrales avec le phénomène
de l'érection, ils sont les suivants:

III. *Priapisme*, dans le cas d'action cérébrale insuffisante, soit
primitivement, soit par excès d'action spinale (satyriasis). Ces
conditions rentrent dans celles de la catégorie précédente.

IV. *Anaphrodisie*, dans le cas d'action cérébrale excessive, soit
par insuffisance spinale, condition déjà indiquée plus haut, soit,
circonstance plus commune, par processus irritatif dans l'arc
cérébral. — Ici encore le pronostic et les indications thérapeutiques sont subordonnées à la nature de la lésion cérébrale;
favorable quand l'anaphrodisie est la conséquence de la contention d'esprit prolongée, de la surexcitation de la passion, de la
crainte, etc. Dans ces cas, M. Tripier a recours, avec des résultats variables comme les lésions d'où dépend cette forme d'anaphrodisie, à la galvanisation continue centripète dirigée des
lombes à la nuque.

La forme et la localisation de l'irritation cérébrale qui entraîne l'anaphrodisie, et la complication d'états pathologiques
du centre spinal ou de l'appareil moteur du système génital,
exercent sur la forme des anaphrodisies correspondantes une
influence qui se traduit par des variétés symptomatiques dont
l'étiologie est encore obscure, mais dont la méthode suivie dans
ces recherches permet de poursuivre l'étude avec des chances de
succès.

C'est ainsi que M. Tripier ne sépare pas de ses investigations
relatives aux conditions de l'érection, celles relatives aux conditions de l'éjaculation, et qu'il comprend dans une même étude,
l'*anaphrodisie* et la *spermatorrhée*.

J'emprunte à une de ses conférences cliniques quelques ré-
flexions qui, tout en renfermant un conseil thérapeutique,
posent des réserves à l'endroit du genre de confiance que peut
inspirer un procédé de traitement uniforme, et un aperçu des
distinctions à établir entre les divers cas.

« En présence de l'opinion, vulgaire depuis Lallemand, qui
rattache la spermatorrhée à des lésions de l'appareil génital, et
admettant l'exactitude partielle de cette opinion, je me suis de-
mandé, dit M. Tripier, si les diverses affections de l'appareil
génito-urinaire données comme causes productrices de la spermatorrhée, n'interviendraient pas simplement comme causes
occasionnelles dans la production d'un phénomène réflexe,
sollicitations qui ne seraient efficaces qu'à la condition de la
coïncidence d'une névropathie centrale de l'ordre des paralysies
cérébrales.

« Partant de cette idée, je priai mon ami le Dr Mallez, d'expérimenter contre ce symptôme qu'il a de fréquentes occasions
d'observer, la galvanisation continue ascendante de la région
rachidienne et l'expérimentai de mon côté. Nos observations furent concordantes : dans la plupart des cas, ce mode de galvanisation diminue immédiatement le nombre des pertes, la quantité
du liquide rendu ; enfin, il a quelquefois complétement raison
de la spermatorrhée en un petit nombre de séances. Je crois donc
pouvoir vivement recommander le moyen comme procédé général, tout en jugeant inutile de vous rappeler les cas dans lesquels vous avez pu constater son utilité, l'histoire de ces cas se
résumant pour la plupart dans le diagnostic spermatorrhée,
diagnostic purement symptomatique, muet ou insuffisant sur
le mécanisme de l'affection. Les observations que je pourrais
vous donner sont trop peu nombreuses pour présenter le seul
intérêt auquel les conditions dans lesquelles elles ont été prises leur permette de prétendre : l'intérêt statistique.

« Le diagnostic *spermatorrhée*, tel qu'on le porte généralement,
répond à des affections distinctes, à des formes qui peuvent
exister et existent le plus souvent indépendamment les unes des
autres. C'est ainsi qu'il confond le plus souvent la perte nocturne avec rêve lascif et érection, et la perte diurne sans érec-

tion, ordinairement en allant à la garde-robe ou vers la fin de la miction.

. « Tâchons plutôt de nous faire à priori du mécanisme de la spermatorrhée une idée dont nous chercherons ensuite la confirmation ou la réfutation dans les données de l'observation clinique. Nous trouvons à la question posée deux solutions absolument différentes : étant acceptée comme condition déterminante, mais secondaire et pouvant manquer, une lésion circonscrite de l'appareil génital ou des voies urinaires, les conditions primitives et nécessaires de la spermatorhée seront : 1° L'insuffisance d'action cérébrale facilitant la production des phénomènes réflexes, surtout pendant le sommeil; ou, 2° un excès d'action cérébrale, une sorte de processus irritatif, déterminant une hypersécrétion spermatique, comme d'autres processus irritatifs du cerveau déterminent des hypersécrétions salivaires, glycosiques. A la première condition répondraient les pollutions nocturnes ; à la seconde, la spermatorrhée par regorgement que déterminent les efforts de la défécation ou de la miction. Depuis que je me suis posé la question dans ces termes, je demande la vérification de ces hypothèses, non plus seulement aux malades qui me consultent pour des pertes séminales, mais aux paralytiques et à ceux que préoccupent surtout les anomalies de l'érection. Or, les faits ainsi observés sont jusqu'ici confirmatifs de l'hypothèse qu'ils sont appelés à contrôler.

« Quant aux succès variables que, dans les deux cas, m'a donnés la galvanisation ascendante, ils sont sans intérêt actuel puisque les causes de ces variations m'échappent encore. Je suis toutefois disposé à admettre qu'elle agit dans certains cas sur le symptôme, dans d'autres cas sur la cause. C'est sur la marche de la guérison qu'il faut maintenant porter son attention pour arriver à démêler la part des diverses conditions morbides ou thérapeutiques, et à prévoir, ce qui doit être l'objectif de toute recherche thérapeutique, quel résultat peut être obtenu, dans quelle mesure, par quelle voie la plus courte, et dans quels délais. »

CHAPITRE VIII.

ENGORGEMENTS ET DÉFORMATIONS DE L'UTÉRUS.

A propos de l'emploi de l'électricité dans les affections utérines Courty s'exprime ainsi : « Elle peut exciter la vitalité du
tissu, y réveiller le mouvement nutritif, combattre avantageusement l'atrophie, activer la résorption dans le cas d'engorgement et d'hypertrophie, stimuler la contraction musculaire et
par suite réduire les dimensions de l'organe congestionné, en
raffermir le tissu ramolli, le tonifier, redresser les flexions, etc. »
Mais il ne dit pas l'avoir expérimentée lui-même et c'est à
M. Tripier que revient l'honneur des premières tentatives dans
cette voie ; aussi est-ce à son excellent mémoire, publié en 1871
(*Lésions de forme et de situation de l'uérus, leurs rapports avec
les affections nerveuses de la femme et leur traitement*) que nous
emprunterons ce que nous avons à dire sur cette importante
question, envisagée principalement au point de vue de la pathogénie et du traitement par la faradisation.

D'autres auteurs sans doute se sont occupés de ce sujet, ou
s'en occupent encore aujourd'hui et poursuivent des tentatives
sur l'électrisation employée dans ce genre d'affections; nous
pourrions citer Beautain, Fano, Mallez, Duchenne (de Boulogne),
Demouy; mais le travail de M. Tripier est le plus ancien par la
date de ses premières tentatives, le plus complet, et nous dis-
pensera de recourir à des recherches que le temps nous oblige
d'abréger.

Nous dirons un mot cependant de la divergence d'opinions
qui existe sur la question de l'engorgement de l'utérus, et de la
façon dont les différents auteurs l'ont interprétée. Ainsi, sans
parler de Lisfranc qui ne fit qu'en affirmer l'existence, de Gen-
drin qui lui assigna une nature inflammatoire, et de Velpeau
qui le nia et rapporta les cas de Lisfranc aux diverses déviations
ou flexions de l'utérus, Nonat remplace l'expression d'engorgement par celle de phlegmon péri-utérin, et Bernutz, par celle de
pelvi-péritonite, le premier localisant la lésion dans le tissu

cellulaire péri-utérin, et le second dans le péritoine de l'excavation pelvienne. Nonat admet cependant qu'un engorgement peut exister, caractérisé par une augmentation d'épaisseur des parois de l'utérus, par une consistance plus ferme qu'à l'état normal et une hyperémie manifeste ; pour Hardy et Béhier, c'est un épanchement de matière plastique entre les fibres utérines.

Pour M. Tripier, l'engorgement consiste essentiellement en une augmentation de volume et de poids de l'utérus en rapport avec un épaississement de ses parois. Il peut intéresser la totalité de l'organe ou être limité à son corps normalement plus vasculaire. Sensation de plénitude dans le bassin ; douleurs vagues et irradiées, ténesme vésical et rectal, constipation opiniâtre, défécation pénible, tels sont les symptômes ; mais il s'y joint presque toujours de la leucorrhée et des menstrues irrégulières.

L'abaissement, les versions et les flexions, compliquent très-souvent l'engorgement de l'utérus.

Il faut voir comment se produisent ces différents états et quelle est sur leur production l'influence de la menstruation, de la structure même de l'organe, de ses rapports de voisinage et des circonstances qui lui sont extérieures.

La menstruation modifie le fonctionnement et la nutrition de l'utérus, et peut même, en déterminant une hyperémie passagère, amener dans l'organe un ramollissement qui favorise les déformations par pression des organes voisins, mais rarement il est le siége d'une inflammation franche. Il est actuellement difficile de dire si l'engorgement est le résultat d'une série de congestions plutôt que de stases.

Quoi qu'il en soit, sans parler des causes nombreuses et diverses qui peuvent gêner la circulation de retour, soit directement, soit par action réflexe, dès qu'une première congestion ou stase s'est produite, elle tend à augmenter à la menstruation suivante, les causes qui ont pu l'amener continuant à agir ; ainsi la circulation s'embarrasse de plus en plus et l'engorgement est produit.

La disposition des couches musculaires de l'utérus et la prédominance dans le col des fibres transversales sur les fibres longitudinales, et l'étranglement normal qui sépare le col du corps avorisent les flexions au niveau de l'isthme cervico-utérin. De plus, le mélange intime des fibres musculaires et du tissu conjonctif qui forme principalement la trame de la muqueuse, rend encore plus défavorables les conditions de nutrition, lorsque, par des stases répétées, il s'est fait une hyperplasie conjonctive et une diminution de la contractilité des éléments musculaires. De là résulte l'hypersécrétion catarrhale muqueuse ou muco-purulente, le boursouflement, l'altération des glandes avec ulcération de la muqueuse.

Par le fait de la grossesse, l'utérus perd pour ainsi dire son ressort, ou du moins ne le conserve qu'amoindri, et il devient ainsi moins capable de réagir contre les causes pathologiques.

Les versions et flexions, avons-nous dit déjà, ne sont que des complications de l'engorgement. Si l'utérus est ferme et homogène, si son poids seul est en jeu, et s'il est mal soutenu, il bascule en avant et il se fait une antéversion, ou bien une rétroversion sous l'influence de pressions extérieures. Mais si des influences extérieures variées et puissantes agissent sur un utérus mou et non homogène, il y aura antéflexion ou rétroflexion.

Dans le jeune âge, à cause de la mollesse du tissu utérin, il se produit des courbures plutôt que des flexions.

La rétroflexion est plus commune chez les femmes qui ont eu des enfants que chez les nullipares, à cause du poids plus considérable de la paroi postérieure de l'utérus et de l'affaiblissement du stroma cervical.

En vue de sa fonction gestatrice, l'utérus possède naturellement une mobilité qui le dispose principalement à l'abaissement et à l'antéversion. Ainsi, tandis que les ligaments larges s'opposent aux déviations latérales, le relâchement des ligaments utéro-sacrés tendrait à faciliter l'antéversion et l'abaissement, et, après la grossesse, les ligaments ronds, en revenant à leur raccourcissement normal, rendraient possibles les déviations en arrière; mais, quoiqu'ils renferment des éléments contractiles, l'influence de ces derniers nous paraît avoir été exagérée; peut-être à la suite d'une inflammation localisée dans leurs replis séreux, pourraient-ils, en diminuant de longueur, déterminer une antéversion.

Deloulme.   6

S on Virchow, après une péritonite iliaque, une périmétrite déterminant des adhérences aux organes voisins, il peut se produire des déviations de l'utérus.

Les rapports de l'utérus avec le rectum et la vessie, et l'état de plénitude ou de vacuité de ces organes, ont aussi été considérés, mais *à priori* seulement, comme pouvant amener des versions et des flexions par un mécanisme facile à comprendre.

On a encore signalé la résistance du cul-de-sac péritonéal vésico-utérin, et le mode de fixation du col utérin au vagin, mais c'est encore plus hypothétique.

M. Tripier établit ensuite les relations qui existent entre les lésions utérines et certains troubles nerveux d'origine réflexe et appelés hystériques, troubles qui ne sont que des symptômes et ne constituent pas proprement une affection qui puisse être désignée du nom d'hystérie. Il les divise d'après leur fréquence en :

« Algies, surtout intercostales, occipito frontales, faciales, gastriques, cardiaques.

« Hyperismies sécrétoires : hypersécrétions lacrymales, polyurie, hypersécrétions gazeuses intestinales.

Ataxies: convulsions toniques avec ou sans perte de connaissance, vomissements, toux, convulsions cloniques, tics.

« Hyperesthésies: précrurales, olfactives, etc.

« Paralysies du mouvement: de forme tantôt paraplégique, tantôt hémiplégique, affectant le plus souvent le côté gauche; aphonie.

« Or toute manifestation pathologique reconnaissant toujours au moins deux causes, l'une organique, l'autre fonctionnelle, l'affection de l'utérus n'intervient que comme sollicitation mettant en évidence, par mécanisme réflexe, les vices physiologiques des diverses parties faibles.

« Cette influence, quoiqu'elle ne soit pas la seule, et qu'on puisse signaler encore l'anémie et la chlorose, a été mise hors de doute par un traitement dirigé spécialement contre l'utérus.

« En présence d'un cas d'hystéropathie on a à remplir des indications de divers ordres :

« Contre la lésion utérine;

« Contre les troubles généraux de la circulation;

« Contre les affections des centres nerveux coïncidantes ou consécutives.

« S'en prendre aux accidents nerveux, c'est faire la médecine du symptôme dans une foule de cas où l'on peut s'en prendre à la cause principale. »

« Agir sur les phénomènes de la circulation est plus efficace, et l'hydrothérapie et le régime seul comptent des succès.

« Mais il vaut mieux agir sur l'utérus; le traitement opposé à ses engorgements, à ses déviations a pour effet de régulariser la circulation locale et la menstruation, et les hyperémies passagères, provoquées dans l'utérus, guérissent la chlorose plus rapidement que les préparations martiales, dans les cas même où celles-ci sont le plus formellement indiquées. »

La méthode de faradisation de l'utérus, méthode qui est propre à M. Tripier, guérit toujours l'engorgement, souvent les déviations et les flexions, les rend inoffensives quand elle ne les corrige pas, et permet enfin d'atténuer considérablement les incommodités qui résultent du prolapsus utérin.

Les considérations qui ont conduit M. Tripier à employer, dans ces cas, les courants électriques, sont les suivantes : « Dans les organes, dit-il, où le tissu contractile existe mélangé au tissu conjonctif, les vices de nutrition produisant l'atrophie ou l'hypertrophie sont caractérisés anatomiquement par une diminution de la masse contractile avec hyperplasie conjonctive relative ou absolue. Partant de ce fait, nous avons songé à utiliser la faradisation comme méthode générale de traitement de ces lésions de nutrition, espérant que les contractions provoquées dans les éléments histologiques contractiles réveilleraient leur nutrition languissante en même temps qu'elles favoriseraient la résorption de leurs exsudats conjonctifs. » Ces mêmes idées l'ont amené à traiter de la même façon l'hypertrophie prostatique.

Etant donc admis qu'en localisant les contractions dues à la faradisation sur une des faces de l'utérus, on peut redresser ses déviations, en même temps qu'on rend sa nutrition plus active, nous ajouterons que dans les organes reliés entre eux par une solidarité physiologique ou pathologique, il se fait inévitablement une dispersion des courants qui ne peut qu'aider la médi_cation locale par l'action exercée sur la circulation et l'innervation.

M. Tripier se sert de l'appareil à chariot de Siemens et Halske, auquel il a fait subir quelques modifications et que nous avons décrit autre part, et emploie le circuit induit, qui comme nous l'avons dit déjà donne facilement et sans transition brusque toutes les intensités de courant comprises entre zéro et le maximum de l'appareil; de plus, comme on veut provoquer des contractions, ce sont les bobines à gros fil qu'il faut employer. Il faut savoir aussi que la douleur étant plus vive au niveau de l'excitateur en rapport avec le réophore négatif, il faut placer celui-ci sur la partie la moins sensible, dans le col de l'utérus.

La sensibilité de la vessie et du rectum présente des anomalies en rapport avec des états nerveux variables, hypocondriaques ou hystériques, et l'on doit faire varier l'application des excitateurs avec les indications individuelles.

Excitateurs. — L'excitateur rectal consiste en une sonde métallique isolée, dont la courbure reproduit à peu près celle du sacrum, et terminée par une olive métallique ; mais il faut avoir soin de vider l'intestin des matières fécales, qui conduiraient les courants aux nerfs des membres inférieurs, même avec une olive non conductrice, en corne ou en ivoire. M. Tripier conseille d'ajouter au lavement que l'on administre une cuillerée d'huile émulsionnée, pour éviter l'hyperesthésie de l'intestin, due probablement à une desquamation épithéliale produite par le lavage à l'eau simple.

L'excitateur vésical est une grosse sonde de femme, recouverte d'un enduit isolant jusqu'à 2 centimètres et demi environ de son extrémité, et à laquelle on donne une légère courbure au niveau de la partie métallique qui doit appuyer sur la partie postéro-inférieure de la vessie.

L'excitateur utérin consiste en une sonde plus grêle, isolée de même.

Il faut encore des boutons recouverts de peau mouillée, pour fermer le circuit sur les parois abdominales, quand il ne faut pas introduire plus d'un excitateur dans les cavités muqueuses. M. Tripier remplace les boutons métalliques par des boutons de charbon des cornues à gaz, et évite ainsi les pertes de conductibilité dues à l'altération des surfaces métalliques; de plus, la

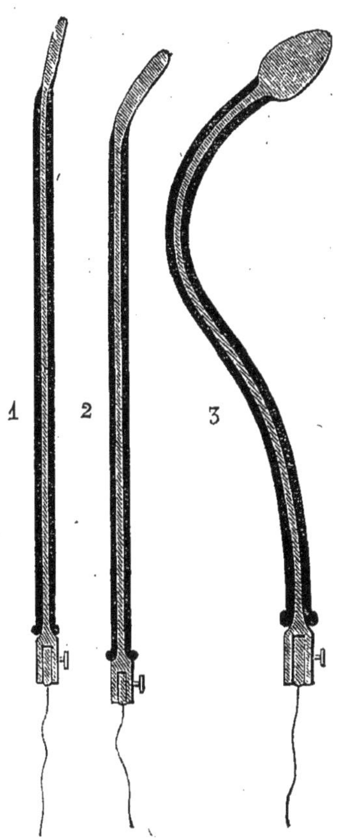

Fig. 9.

Excitateurs viscéraux de M. Tripier.
1. Excitateur utérin. — 2. Excitateur vésical. — 3. Excitateur rectal.

peau qui les recouvre se mouille plus vite, plus complétement et se conserve mieux. Il faut préférer la peau de daim sans apprêt à celle qui a servi à la confection des gants.

S'il était indiqué de faire seulement la faradisation isolée, comme dans les cas de paralysie du rectum, d'algies uréthrales, de relâchement de l'utérus sans déplacement, il faudrait employer des excitateurs isolés l'un de l'autre, mais ne formant qu'un instrument isolé lui-même à sa surface, excepté à son extrémité, comme les excitateurs ordinaires.

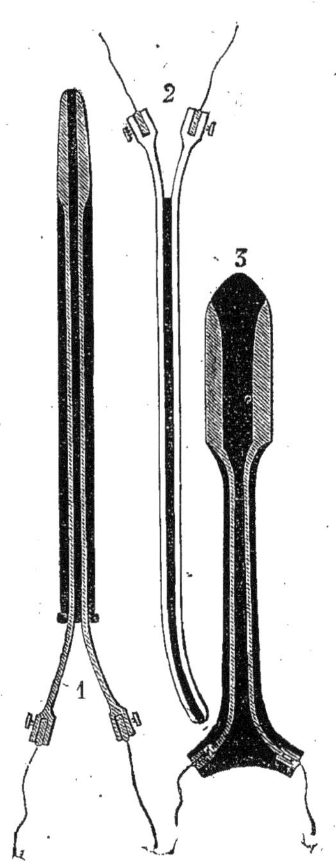

Fig. 10.

Excitateurs viscéraux de M. Tripier. — Excitateurs doubles.
1. Excitateur utérin. — 2. Excitateur uréthral. — 3. Excitateur rectal.

Nous n'entrerons pas dans les détails des différents procédés de faradisation de l'utérus employés par M. Tripier ou par d'autres dans l'engorgement simple, dans les antéversions et les antéflexions, dans les rétroversions et les rétroflexions, et dans les cas d'abaissement de l'utérus ; leur exposition nous entraînerait trop loin, et nous renvoyons au mémoire de l'auteur. Nous décrirons seulement les deux plus usités :

Faradisation recto-utérine, fig. XI. — La malade étant couchée comme pour l'examen au spéculum, le siége débordant un peu le fauteuil, on engage l'excitateur utérin courbe, puis l'excitateur rectal.

L'excitateur utérin est mis en communication avec la borne négative, l'excitateur rectal avec la positive.

Pendant la séance, on fait doucement basculer l'excitateur rectal, de façon à appuyer de plus en plus sur la face postérieure

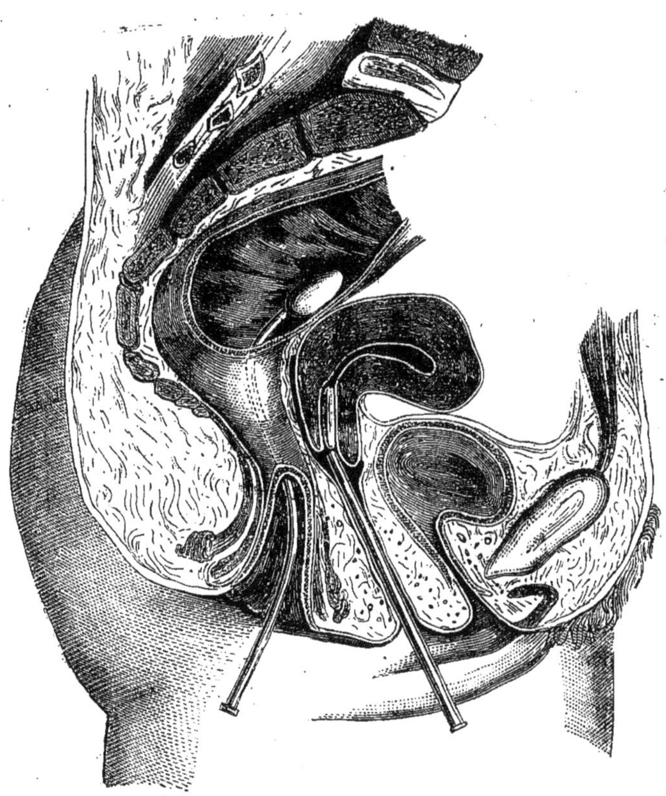

Fig. 11.
Faradisation recto-utérine pratiquée sur un utérus antéfléchi.

de l'utérus. Il est bon qu'en même temps une main comprime légèrement, de haut en bas, la région hypogastrique. La malade peut être chargée de ce soin.

Faradisation vésico-utérine, fig. XII.—La malade étant couché comme pour l'examen au spéculum, on engage l'excitateur utérin droit, négatif, puis l'excitateur vésical positif.

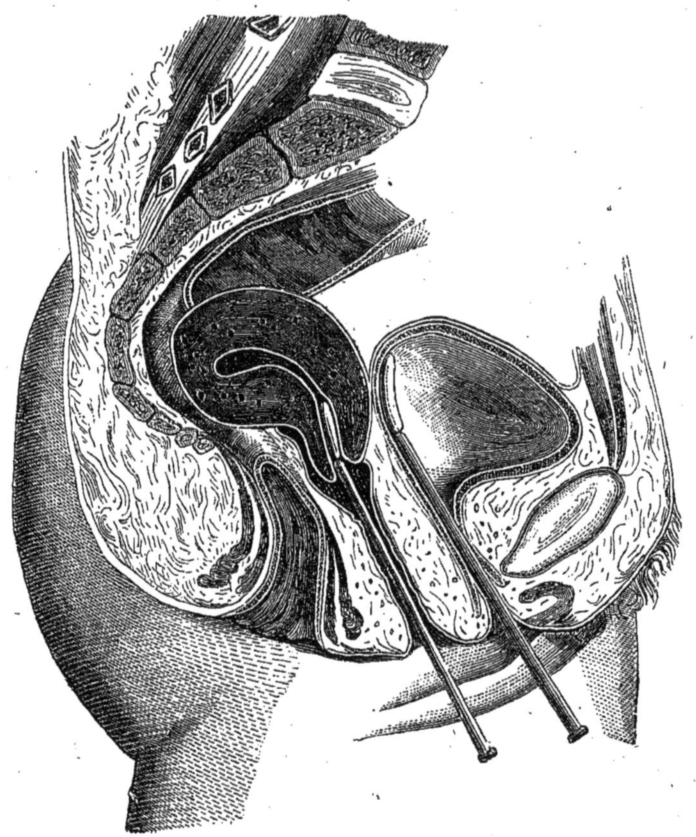

Fig. 12.

Faradisation vésico-utérine pratiquée sur un utérus rétrofléchi.

La faradisation de l'utérus cause au début des séances un sensation de picotement, qui fait bientôt place à des douleurs comparables, le plus souvent, aux premières douleurs de l'accouchement. Quelquefois, dans la nuit qui suit la séance, alorsque es phénomènes réflexes peuvent se produire plus facilement, il survient encore quelques douleurs, mais beaucoup plus faibles.

La *métrite*, beaucoup moins fréquente qu'on ne pense généralement, n'est pas une contre-indication de la faradisation.

Les séances doivent être de trois à cinq minutes; et il faut augmenter l'intensité du courant progressivement, jusqu'à ce que les contractions apparaissent; alors il faut seulement entretenir leur énergie en augmentant l'intensité de loin en loin.

On peut consacrer tous les mois quinze à vingt jours au traitement électrique, et commencer cinq ou six jours après la cessation des règles. Le premier mois, les séances doivent être-autant que possible, quotidiennes, et diminuer ensuite selon les indications suivantes : s'il s'agit d'une version sans flexion, M. Tripier fait, le second mois, trois séances par semaine ; le troisième mois, deux séances par semaine, et il s'arrête, à moins que des complications n'indiquent de prolonger le traitement. Dans les cas de flexion, le traitement est plus long, mais il ne faut pas des séances aussi fréquentes, car il s'agit de réparer le tissu utérin au niveau du point fléchi, ce qui demande un temps d'autant plus long que la lésion est plus complète.

Lorsque l'utérus est maintenu par des adhérences dans une position vicieuse, il est moins facile de la corriger ; alors, si la déviation persiste après deux ou trois mois de traitement, il ne faut pas insister, et se contenter du soulagement obtenu.

Après un *accouchement*, M. Tripier pensant que l'utérus est dans des conditions favorables à être influencé dans son mode de rétraction, est d'avis de commencer la cure aussitôt que possible, c'est-à-dire de suite. — Il fait aussi une ou deux séances de faradisation sacro-suspubienne, ou même sacro-utérine, pour écarter les chances d'hémorrhagie chez des femmes qui peuvent y être sujettes ; peut-être diminue-t-il ainsi les chances d'infection purulente. Ce qu'il y a de certain, c'est que depuis qu'il se sert de cette pratique, il n'en a eu aucun cas; mais c'est à expérimenter dans les cliniques obstétricales.

La *fièvre*, quelle que soit sa nature, est une contre-indication à la faradisation de l'utérus.

Après la séance, les malades peuvent marcher sans inconvénient, et même avoir des rapports sexuels.

M. Fano (*Union médicale*, 1859) a traité les flexions utérines par la faradisation et en a retiré les résultats les plus brillants. Il s'est servi de l'appareil Legendre et Morin, plaçant un rhéophore sur le col de l'utérus et l'autre sur une des régions inguino-pubiennes, au voisinage du ligament rond, et commençant par un courant faible pour arriver à un courant plus fort. Il cite quatre observations : l'une d'antéflexion de l'utérus redressée en deux séances d'électrisation ; la seconde, de rétroflexion, avec abaissement de la totalité de l'organe, redressée en quatre séances; la troisième d'antéflexion, redressée totalement dans la première séance; et la quatrième d'antéflexion avec augmentation du corps; dans ce dernier cas, sous l'influence de séances multipliées, il y a eu conversion de l'antéflexion en antéversion, puis guérison complète.

Ces faits et d'autres encore, publiés à Paris par Elleaume (*Gazette des Hôpitaux*, 1860), sont trop concluants pour M. Tripier, qui employait des procédés mieux appropriés au but poursuivi, et qui cependant n'a pu, dans aucun cas, constater de guérison d'une déviation un peu notable obtenue en moins de cinq séances.

Dysménorrhée. — Complication ordinaire des déplacements et des déformations de l'utérus, elle est heureusement traitée par la faradisation ; mais tandis que M. Tripier emploie les courants induits sans signaler aucun inconvénient, MM. Legros et Onimus disent, au contraire, que ces courants présentent des dangers, et qu'il faut avoir recours aux courants continus, centrifuges ou descendants, en les surveillant toutefois, car ils ont pu, dans deux cas, produire une hémoptysie et une épistaxis. Hiffeslheim rapporte même le cas d'une jeune dame atteinte de ramollissement cérébral, depuis huit mois aménorrhéique, et chez laquelle l'application des courants continus causa une métrorrhagie, qui cessa par la cessation des courants, et revint par leur réapplication. Ces derniers faits nous paraissent donner tort à MM. Legros et Onimus qui rejettent les courants induits, d'après des vues purement théoriques, et donner raison, au contraire, à M. Tripier, qui les a souvent appliqués sans avoir eu aucun accident à déplorer.

Ainsi, la dysménorrhée liée à un engorgement de l'utérus ou à une flexion, peut disparaître ou s'améliorer sous l'influence du traitement faradique. Mais la dysménorrhée peut être ovarique, et dans ce cas encore, l'influence en masse de la faradisation sur la circulation abdominale, tendant à changer les congestions ou les stases en hyperémies passagères, sera d'une grande utilité.

Contre les douleurs iliaques, on obtient de bons résultats de la faradisation sèche de la peau par des courants de haute tension ; elle a, sur les vésicatoires, l'avantage d'agir plus promptement et de pouvoir être répétée à intervalles aussi rapprochés qu'il est utile.

On trouve encore dans la faradisation un bon moyen pour combattre l'*aménorrhée et la ménorrhagie*. Alors même que l'aménorrhée ne cède pas, on fait au moins céder les symptômes pulmonaires, cardiaques ou céphaliques qui avaient appelé l'attention sur elle. La menstruation simplement insuffisante est augmentée.

La ménorrhagie dépendant principalement de l'état de l'utérus, on peut, en modifiant les flexions et les conditions de nutrition de l'organe, atténuer progressivement ce symptôme, en s'aidant toutefois des préparations tanniques, lorsque l'état de la muqueuse l'indique. La durée des séances pour l'aménorrhée est de cinq minutes et de deux seulement pour la ménorrhagie.

La *ménopause* produit quelquefois des accidents qui sont tantôt de nature hémorrhagique et tantôt de nature aménorrhéique. ic encore la faradisation rendra les plus grands services en provoquant un retrait de l'organe sur lui-même, dans le premier cas, et dans le second en opérant une dérivation qui fera cesser les congestions céphaliques ou thoraciques, si communes dans les formes aménorrhéiques de la ménopause.

Catarrhe utérin. — Nous avons vu le catarrhe vésical lié à une phlegmasie de la muqueuse ou à une atonie de l'organe, avantageusement traité par la faradisation ; il en est de même du catarrhe utérin si commun dans les déformations et dans les engorgements de l'organe : l'électricité employée contre ces états pathologiques le guérit sans qu'il soit besoin de modifier le mode opératoire; mais M. Tripier note une particularité que je ne dois pas omettre, c'est l'augmentation de l'écoulement leucorrhéique ou muco-purulent après les premières séances, augmentation qui s'explique par la plus grande facilité de l'excrétion; M. Demouy nous a dit avoir observé ce fait; mais dès que l'organe engorgé ou fléchi est, sous l'influence des contractions, un peu revenu sur lui-même, et a acquis un peu de fermeté, l'écoulement diminue beaucoup sans employer aucun moyen spécial.

Ulcération du col. — Enfin, pour ne rien omettre, nous devons dire un mot des ulcérations du col, si rebelles quelquefois à toute espèce de traitement, mais qui, dépendant surtout d'un catarrhe chronique de la muqueuse utérine, peuvent recevoir de la faradisation dirigée contre cet état morbide une influence curative. Courty, sans la connaître suffisamment, il l'avoue lui-même, a compris l'électricité parmi les topiques utérins, mais n'en a retiré aucun résultat satisfaisant; il employait, du reste, les courants induits dans de mauvaises conditions.

Il signale cependant la galvano-caustique thermique comme pouvant remplacer avantageusement le fer rouge, s'il méritait de rester, et ne dit rien de la galvano-caustique chimique, si utile dans les cas où il faut faire une cautérisation potentielle énergique et circonscrite. C'est ainsi que M. Tripier l'a employée dans un cas pour rétablir l'orifice externe du col, disparu dans une cicatrice de cautérisation actuelle.

Le mémoire de M. Tripier contient trente-huit observations recueillies, soit dans les hôpitaux de Paris, soit dans sa clientèle privée, et qui donnent aux faits théoriques la sanction de l'expérience clinique et de la pratique la plus consciencieuse et la plus honnête. Elles contiennent quelques insuccès, « mais, dit M. Tripier, c'est par ces insuccès même qu'on est conduit à rectifier ou à préciser les indications, à perfectionner les procédés et à savoir ce qu'on doit attendre. »

Nous en donnons seulement les titres pour ne pas prolonger ce résumé analytique du mémoire en question, engageant fortement ceux qu'un pareil sujet intéresse à recourir à l'œuvre originale.

Obs. Ire. — Spasmes hystériques. — Gastralgie. — Anémie. — Antéversion utérine très-prononcée. — Engorgement considérable. — Abaissement. — Faradisation utérine. — Guérison de l'antéversion et de l'engorgement. — Grande amélioration de l'état général.

Obs. II. — Antéversion avec antéflexion. Faradisation utérine. — Guérison.

Obs. III. — Toux nerveuse. — Dysménorrhée. — Abaissement de l'utérus avec rétroversion et engorgement. — Faradisation utérine. Cessation des symptômes. — Guérison de la déviation constatée plus tard.

Obs. IV. — Rétroversion considérable. — Faradisation utérine. — Guérison presque complète.

Obs. V. — Rétroflexion type. Abaissement. — Faradisation vésico-utérine. — Guérison dont la persistance est douteuse.

Obs. VI. — Abaissement ancien. — Antéflexion avec antéversion — Engorgement considérable. — Faradisation utérine. — Guérison.

Obs. VII. — Antéflexion. — Faradisation utéro-sacrée. — Guérison. (Obs. communiquée par M. Couriard, de Saint-Pétersbourg.)

Obs. VIII. — Antéversion avec latéroversion droite. — Faradisation sacro-utérine. — Guérison. (Obs. communiquée par M. Couriard.)

Obs. IX. — Antéversion. — Aménorrhée. — Faradisation utérine prématurément interrompue. — Grande amélioration.

Obs. X. — Gastralgie. — Hypochondrie. — Antéflexion et abaissement utérins. — Faradisation de l'utérus. — Guérison de l'antéflexion.

Obs. XI. — Antéflexion. — Abaissement. — Cystocèle. — Traitement insuffisant. — Guérison presque complète de l'antéflexion, diminution de l'abaissement et de la cystocèle. — Persistance de l'antéversion.

Obs. XII. — Abaissement. — Rétroflexion. — Faradisation. — Guérison.

Obs. XIII. — Rétroflexion. — Séances de faradisation rares et longtemps continuées. — Guérison.

Obs. XIV. — Ménorrhagies. — Anémie. — Algies. — Antéversion presque horizontale. — Faradisation. — Soulagement tardif. — Guérison.

Obs. XV. — Antéversion. — Trois grossesses. Guérison.

Obs. XVI. — Rétroflexion par vice de conformation du col. — Faradisation de la face antérieure de l'utérus. — Insuccès.

Dans les observations précédentes, l'auteur a eu en vue surtout le redressement des déviations et la cure des engorgements, dans celles qui vont suivre, les phénomènes convulsifs ou paralytiques iennent le premier rang, et il ne cherche plus dans la situation de l'utérus que la raison d'adopter tel procédé de faradisation à l'exclusion des autres.

Obs. XVII. — Chlorose et névralgies. — Antéversion et engorgement utérins. — Séances de faradisation en trop petit nombre. — Amélioration.

Obs. XVIII. — Accidents nerveux anciens : catalepsie, convulsions toniques, chorée, contracture permanente des adducteurs du membre inférieur gauche, algies multiples. — Engorgement et antéversion de l'utérus. — Faradisation longtemps continuée. — Guérison à peu près complète et persistante.

Obs. XIX. — Paraplégie hystérique. — Faradisation utérine. — Guérison.

Obs. XX. — Paraplégie. — Dysménorrhée. — Abaissement. — Rétroversion. — Faradisation utérine. — Guérison de la paraplégie. — Diminution de l'abaissement. — Grande diminution de la rétroversion.

Obs. XXI. — Toux nerveuse. — Dysménorrhée. — Faradisation utérine. — Guérison.

Obs. XXII. — Toux continuelle depuis plus de cinq ans. — Hémoptysies. — Engorgement et abaissement de l'utérus. — Catarrhe. — Faradisation. — Guérison rapide de la toux.

Obs. XXIII. — Toux nerveuse. — Faradisation utérine. — Guérison de la toux, malgré la persistance des lésions utérines.

Obs. XXIV. — Spasmes hystériques. — Gastralgie. — Engorgement et antéflexion de l'utérus. — Faradisation utérine. — Guérison de la gastralgie et de l'engorgement. — Persistance de l'antéflexion corrigée plus tard par une grossesse.

Obs. XXV. — Chlorose, accidents cardiaques. — Vomissements habituels. — Aménorrhée. — Faradisation rare. — Amélioration. — Retour de l'aménorrhée. — Reprise du traitement et cessation des accidents.

Obs. XXVI. — Gastralgie. — Ménopause. — Faradisation utérine. — Guérison de la gastralgie. — Persistance incomplète de la guérison.

Obs. XXVII. — Anémie. — Algies intra-pelviennes. — Gastralgie. — Hystérie convulsive à types dyspnéique et délirant. — Faradisation utérine. — Grande amélioration malgré la cessation prématurée du traitement.

Obs. XXVIII. — Dysménorrhée avec antéflexion considérable. — Quatre séances de faradisation. — Cessation de la dysménorrhée.

Obs. XXIX. — Gastralgie. — Abaissement. — Antéflexion légère. — Faradisation recto-utérine. — Guérison de gastralgie.

Dans les observations suivantes, la faradisation a été employée pour combattre l'aménorrhée et la métrorrhagie.

Obs. XXX. — Aménorrhée. — Incontinence d'urine. — Faradisation utérine médiate. — Guérison.

Obs. XXXI. — Aménorrhée. — Hémoptysies. — Faradisation. — Retour des règles.

Obs. XXXII. — Aménorrhée. — Epistaxis. — Vertiges. — Gastralgie. — Faradisation utérine. — Guérison.

Obs. XXXIII. — Aménorrhée. — Chlorose. — Gastralgie. — Faradisation utérine métiate. — Cessation de l'aménorrhée et de la gastralgie.

Obs. XXXIV. — Ménopause. — Etouffements. — Faradisation utérine. — Cessation de la dyspnée.

Obs. XXXV. — Palpitations. — Dyspnée. — Chlorose. — Aménorrhée. — Faradisation médiate. — Amélioration de l'état général sans retour des règles.

Obs. XXXVI. — Ménorrhagies. — Epistaxis. — Hémoptysies. — Faradisation utérine. — Cessation des hémorrhagies.

Obs. XXXVII. — Métrorrhagie arrêtée par une séance de faradisation.

Obs. XXXVIII. — Hémorrhagie après l'accouchement arrêtée par la faradisation utérine.

M. Tripier termine en disant que jamais entre ses mains la faradisation n'a causé d'accident inflammatoire, qu'elle ne saurait déterminer l'avortement quand l'excitateur utérin ne dépasse pas l'orifice interne du col, que les contractions provoquées ne suffisent pas pour détacher avant sa maturité un œuf sain, que l'avortement spontané ne saurait reconnaître pour cause qu'une maladie de l'œuf ou de la surface à laquelle il adhère.

Relativement à la *galvanotocie*, Radfort posait, en 1853, dans *The Lancet*, les conclusions suivantes :

« 1° L'électricité détermine des contractions plus énergiques que lé seigle ergoté.

2° Elle provoque les contractions instantanément, tandis que le seigle ergoté n'agit qu'au bout d'un temps plus ou moins long.

3° On peut mieux limiter l'influence de l'électricité.

4o Les contractions déterminées par l'électricité sont normales et agissent plus énergiquement pour l'expulsion de l'enfant, tandis que celles déterminées par le seigle ergoté sont moins naturelles et amènent souvent une contracture qui met la vie de l'enfant en danger.

5o Le seigle ergoté peut, d'après Ramsbotham, Wrigth et Barnes, après une absorption par la mère, pénétrer également dans la circulation du fœtus, et ces auteurs citent quatre observations où, après l'administration du seigle ergoté à la mère, les enfants périrent par contracture musculaire quelques heures après leur naissance.

6° L'électricité peut être employée alors que la faiblesse de la mère ou les vomissements empêchent l'absorption de tout médicament.

7° L'électricité peut être employée conjointement avec tout autre moyen thérapeutique.»

D'après M. Saint-Germain. « Si on applique les deux réophores sur la région lombaire, au bout d'un temps très-court une activité nouvelle se manifeste dans les contractions utérines et les douleurs se rapprochent rapidement.

« Les contractions sont plus longues et plus douloureuses.

« La dilatation du col marche toujours rapidement sous l'influence de l'excitation galvanique.

« L'expulsion du placenta a toujours suivi celle de l'enfant au dehors de la vulve ou dans le vagin.

« Jamais l'enfant n'a paru se trouver lésé dans ses diverses fonctions quoiqu'il ait, par des mouvements actifs, manifesté sa sensibilité au courant.

« Toutes les femmes ont parfaitement supporté la galvanotocie: séances de vingt minutes, avec demi-heure de repos; accouchements très-rapides et sans accidents, suites de couche heureuses. »

Différents auteurs ont employé l'électricité dans les accouchements prématurés; surtout lorsque le col de la matrice est ouvert par une sonde ou par une éponge préparée, l'électricité provoque les contractions et leur donne une marche normale.

Tyler Smith a employé l'électricité dans des cas de tumeurs, de polypes de l'utérus; ces derniers peuvent être ainsi amenés au dehors assez pour être saisis et liés. Il cite une femme que l'on croyait enceinte et qui rendit une grande quantité d'hydatides par des courants continus.

CHAPITRE IX.

HYPERTROPHIE DE LA PROSTATE.

On savait peu autrefois ce qu'il fallait entendre par cette dénomination, et l'on regardait comme synonymes les noms d'engorgement chronique, engorgement froid, engorgement squirrheux.

M. Caudmont, dans sa thèse inaugurale, s'exprime ainsi : « L'engorgement de la prostate est dû à une altération particulière du tissu de la glande qu'on retrouve dans tous les cas et qui ne présente jamais que de légères variations. Elle est la même, que l'affection soit générale ou limitée seulement à une portion plus ou moins étendue de l'organe, et elle a toujours pour résultat d'augmenter le volume et de changer la forme de la partie où elle siége. » Il s'est attaché surtout à différencier cette altération des dégénérescences squirrheuses ou cancéreuses avec lesquelles on la confondait, et après avoir décrit les granulations qu'il voyait à la coupe de l'organe et qui presque seules ont attiré son attention, il avoue que la nature de cette altération n'est pas encore démontrée. La plupart des auteurs, dit-il, inclinent à penser que c'est une tuméfaction, une hypertrophie des grains glanduleux; pour d'autres, ce sont des productions accidentelles ayant leur point de départ dans quelque matière épanchée au sein de la glande, une gouttelette de sang, de matière plastique, de pus même. Et plus bas, il ajoute que les granulations paraissent comprimées et comme renfermées dans un espace trop étroit pour les contenir ; mais il ne savait pas et ne pouvait pas savoir, vu l'état de la science à l'époque où il écrivait, à quoi était due cette compression.

Civiale s'est attaché seulement à décrire les causes éloignées de l'hypertrophie prostatique; mais sans la déterminer d'une façon précise, il a soupçonné cependant la cause prochaine, ainsi qu'en témoignent les lignes suivantes : « Qu'il y ait ou non simple accroissement du travail de nutrition, dit-il, développement anormal d'une ou de plusieurs granulations, stase, accumulation et condensation des fluides sécrétés par la glande, ou production de tissus nouveaux et accidentels, la conduite du praticien demeure la même, etc. »

Civiale avait tort de prétendre que la nature de la lésion importe peu au praticien; car, grâce aux travaux histologiques modernes, la structure intime de la glande étant mieux connue et étant bien fixée, la part qui revient dans l'hypertrophie de la prostate à chacun des tissus qui la constituent, des indications thérapeutiques nouvelles ont surgi et l'électricité a pris une place importante et bien justifiée dans le traitement.

Il faut considérer la prostate comme une masse musculaire contenant des glandules dans son épaisseur. D'après Kölliker, la substance glandulaire formerait à peine plus du tiers ou de la moitié de la masse totale. Suivant cet auteur, en allant du dedans au dehors, on trouve au-dessous de la muqueuse vésicale une couche de fibres longitudinales jaunâtres, étendue en partie entre le trigone vésical et la crête uréthrale et en partie indépendante des muscles de la vessie. Cette couche est formée en égale quantité de tissu conjonctif, avec des fibres élastiques et des fibres musculaires lisses, fibres-cellules de Robin. On rencontre ensuite une couche épaisse de fibres circulaires qui se continue avec le sphincter vésical et qui s'étend jusqu'au caput gallinaginis; cette couche a la même structure que la prostate; on peut l'appeler sphincter de la prostate. Ces différents plans musculaires enlevés, on tombe enfin sur le véritable tissu glandulaire de la prostate, lequel forme par conséquent la partie la plus externe de l'organe, mais dont quelques lobules cependant plongent dans les couches musculeuses et dont les canaux excréteurs traversent les fibres circulaires et longitudinales pour s'ouvrir sur les côtés du verumontanum. La substance glandulaire, très-dense et d'une couleur gris rougeâtre, rayonne des côtés du verumontanum vers tous les points de la surface extérieure, et se compose, d'une part, d'un certain nombre de gros faisceaux évidemment musculaires, réunis par du tissu conjonctif, d'autre part, de glandules prostatiques. Celles-ci, au nombre de trente à cinquante, appartiennent aux glandes acineuses composées; elles sont pyriformes ou coniques et se distinguent des glandes en grappes ordinaires par leur texture très-lâche, par leurs vésicules nettement pédiculées, et par leurs lobules primitifs peu développés, particularités qui tiennent en partie au tissu musculaire abondant qui sépare leurs divers éléments.

Après cet exposé succinct de la véritable structure anatomique de la glande, il nous sera facile de comprendre le mécanisme de son augmentation de volume et de son engorgement. Quelles qu'en soient les *causes* éloignées, elles tendent toutes au même résultat : hyperplasie conjonctive ou musculaire; et nous signalerons seulement les plus importantes.

La présence de calculs vésicaux est une des premières, et leur action s'explique très-bien par leur irritation incessante, les frottements et les titillations qu'ils exercent sur l'orifice vésical dont les fibres musculaires ont des rapports intimes avec celles de la glande. Puis viennent les rétrécissements organiques de l'urèthre et les difficultés d'uriner qu'ils entraînent; les désordres causés dans la partie prostatique de l'urèthre par les instruments qu'on y fait pénétrer ou qu'on tente d'y introduire; l'influence réciproque des organes génitaux et de la prostate, influence dont les principales conditions sont les phlegmasies uréthrales : l'abus du coït et la masturbation provoquent une exagération du fonctionnement de l'organe. Il faut citer encore l'âge avancé et les toutes les causes qui concourent plus ou moins directement à gêner la circulation du sang dans les parties inférieures du tronc.

Quel est maintenant le mode d'action de ces différentes causes? M. Tripier va nous l'apprendre :

« Pour que la sécrétion prostatique soit évacuée, dit-il, deux conditions sont nécessaires : action des fibres musculaires extérieures pressant les culs-de-sac glandulaires, et intégrité des canalicules excréteurs qui traversent les parties musculaires profondes. Or, l'observation anatomo-pathologique montre dans l'hypertrophie prostatique des lésions qui accusent assez nettement l'insuffisance des forces chargées d'évacuer le contenu des glandules en même temps qu'un obstacle au passage dans l'urèthre du fluide prostatique sécrété, obstacle qui paraît occasionné par l'augmentation de consistance de la trame musculaire et conjonctive hypertrophiée qu'ont à traverser les canaux excréteurs. En effet, la dilatation des cavités glandulaires est le fait le plus saillant ; en même temps les canaux excréteurs sont plus difficiles à découvrir : M. Caudmont, dont l'attention s'est portée sur ce point, a constaté que la compression de l'organe ne peut plus parvenir à les faire gonfler comme cela a lieu dans les conditions normales; il n'a jamais vu d'une manière bien distincte le liquide prostatique suinter par leurs orifices lorsque l'engorgement était considérable. Comme conséquen es altérations, on trouve dans les cavités-glandulaires ou dans les canaux excréteurs les concrétions connues sous le nom de calculs prostatiques, et qui, d'après Virchow et Robin, seraient formées de substance protéique. Enfin, les coupes de la prostate laissent voir des marbrures, indices de la gène apportée dans la circulation des vaisseaux afférents du plexus veineux prostatique. »

Il suffit, pour le but que nous nous proposons dans cette étude, d'avoir indiqué nettement la nature de la lésion qui nous occupe, et nous n'avons pas à décrire ici les différents aspects et les différentes formes que peut prendre la prostate hypertrophiée, selon que l'hypertrophie est générale ou partielle et qu'elle porte soit sur le corps de la prostate, soit sur les lobes latéraux, soit enfin sur le corps et les lobes latéraux à la fois. Nous ne parlerons pas non plus des changements qui surviennent dans ses rapports avec les organes voisins, ni des symptômes par lesquels elle se traduit du côté des voies urinaires, nous irions au delà des limites que nous nous sommes assignées.

Avant de parler du traitement de l'hypertrophie de la prostate par l'électrisation, nous devons dire un mot des moyens dont on se sert ordinairement pour la combattre, et qui sont dirigés bien plutôt contre les complications de l'affection que contre l'affection elle-même.

D'abord, les agents médicaux n'ont jamais amené des guérisons, et lorsqu'ils ont produit un soulagement, c'est que la maladie était encore dans la période inflammatoire simple et que le gonflement durait depuis peu de temps ; nous citerons donc, mais seulement à titre d'adjuvants, l'iodure de potassium à l'intérieur et à l'extérieur, les mercuriaux, le chlorhydrate d'ammoniaque, la ciguë, les eaux iodo-bromurées de Kreuznach, les eaux thermales de Baréges, de Bagnères-de-Luchon, de Cauterets, etc.; mais surtout les sangsues sur la face inférieure de la prostate à travers la parois antérieure du rectum, vantées par Amussat, lorsque la prostate est douloureuse au toucher, et pour lesquelles il a imaginé un spéculum fenêtré qui facilite l'opération.

Mais lorsque l'hypertrophie est confirmée, le traitement médical ne fait plus rien. « L'hypertrophie, dit Philipps, est peu ou point modifiée par le traitement médical ; cette transformation des tissus résiste à l'emploi des médicaments les plus énergiques, et il semble qu'on a été dans l'erreur en croyant l'avoir guérie. Il y a eu erreur de diagnostic en attribuant à l'hypertrophie des phénomènes dus à l'inflammation de la prostate ou à la contracture du col de la vessie. Mais si le traitement médical est impuissant à résoudre l'hypertrophie de la prostate, il est éminemment utile à faire disparaître les complications et à préparer l'application de la médication directe.»

Les moyens chirurgicaux, s'ils réussissent mieux, sont difficiles pour la plupart à appliquer; de plus, ils font courir de graves dangers aux malades et répondent chacun à des indications spéciales. Nous ne nous arrêterons donc pas davantage à décrire la ligature, la taille sus-pubienne, la compression, qui a pour but de faciliter le cathétérisme plutôt que de diminuer le volume de l'organe, la cautérisation, l'excision de la valvule prostatique (Mercier), l'incision du col de la vessie et la division de la valvule prostatique d'avant en arrière et de la base vers le bord libre. (Mercier et Civiale.)

Traitement par l'électricité. — S'il n'est pas permis d'attendre la guérison de l'hypertrophie prostatique des moyens que nous venons d'énumérer, l'électrisation à l'aide d'un courant d'induction a donné entre les mains de M. Tripier des résultats tellement favorables qu'il n'est pas douteux que ce ne soit là une méthode de traitement dont les chirurgiens pourraient retirer de grands avantages. On peut procéder de deux manières : Toutes les fois que le cathétérisme est praticable avec une sonde d'un calibre un peu fort et qu'il est bien supporté, on introduit dans l'urèthre, jusque vers le col de la vessie, l'excitateur métallique

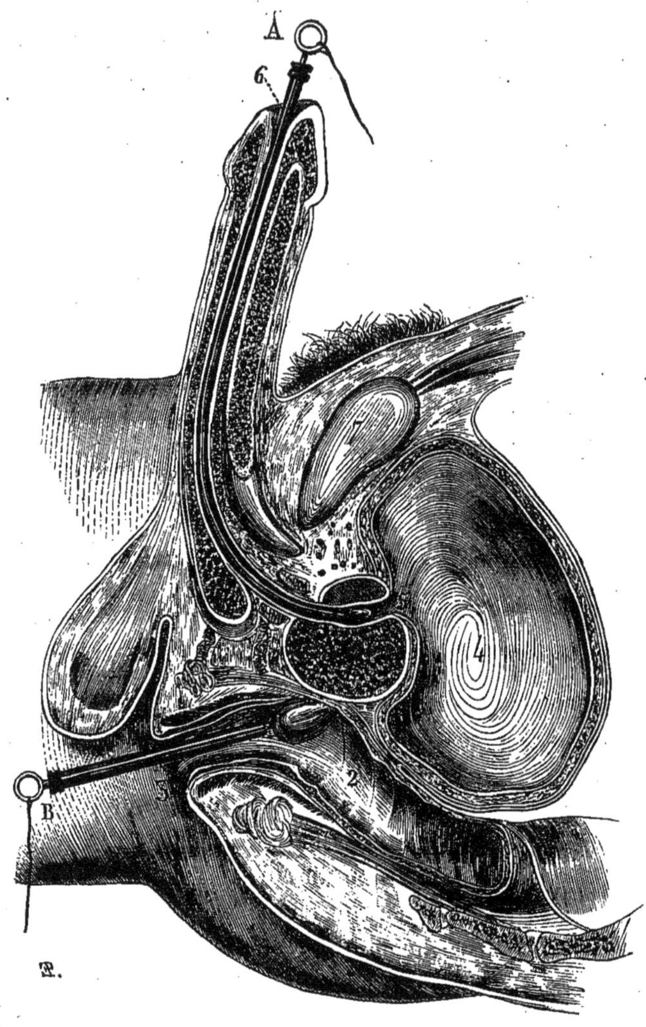

Fig. 13.

Electrisation de la prostate (coupe médiane antéro-postérieure.
1. Prostate hypertrophiée. — 2. Rectum. — 3. Anus. — 4. Vessie. — 5. Col vésical. — 6. Méat urinaire. — 7. Symphyse pubienne. — A excitateur uréthral. — B excitateur rectal. (Tripier, Manuel d'électrothérapie).

terminé par une olive métallique libre, mais dont la tige est recouverte d'un enduit isolant. L'autre excitateur, de forme semblable, mais à olive volumineuse, est conduit par le rectum sur la face postéro-inférieure de la prostate. On fait ensuite communiquer chacun des excitateurs avec l'une des extrémités polaires d'un appareil d'induction à intermittences rapides.

Si le cathétérisme est mal supporté, on peut essayer d'agir sur les parties postérieures et latérales de la glande en introduisant les deux excitateurs dans le rectum. Mais le premier procédé doit être préféré toutes les fois qu'il est possible d'y recourir. (Tripier.) Fig. 11.

Observation recueillie par M. Tripier :

M. F. 44 ans, occupations sédentaires. Dans les premiers jours de 1859, il contracta une blennorrhagie ; au bout de quinze jours de traitement par les injections de nitrate d'argent et de sulfate de zinc avec administration de cubèbe à l'intérieur, la maladie se réduit à un suintement très-peu abondant, tachant légèrement le linge le matin, et tout-à-fait rebelle aux moyens precédemment employés.

Espérant retenir la guérison de son suintement. M. F. se fit, à la fin de juillet, cautériser la partie profonde de l'urèthre avec le porte caustique de Lallemand.

La douleur fut très-vive pendant deux jours, mais tout paraissait rentrer dans l'ordre, lorsque 6 jours après cette cautérisation, la miction devient impossible. Un bain chaud qui n'amène aucun résultat est suivi d'une prise d'abcès qui détermine une purgation, mais est bien loin d'améliorer la situation.

C'est le 2 août, 12 heures après l'administration de l'aloès, 36 heures après le début de la rétention d'urine, que je suis appelé. La vessie etait fortement distendue, la souffrance vive, l'anxiété extrême. Le cathétérisme pratiqué avec une sonde d'un fort calibre qui passait très-librement dans l'urèthre, donne environ un litre et demi d'urine.

En arrivant à la partie prostatique de l'urèthre. le bec de la sonde avait éprouvé une déviation marquée à gauche ; la longueur introduite avant d'entrer dans la vessie était plus considérable que dans l'état normal ; retirée de l'urèthre, la sonde avait conservé une double courbure très prononcée. Toutes ces circonstances me firent soupçonner une hypertrophie du lobe droit de la prostate, supposition que je me réservai de vérifier directement quand le cours de l'urine serait rétabli. Prescription : trois quarts de lavement d'eau de goudron fraîche dans la journée, — enduire l'hypogastre d'un liniment térébenthiné, additionné de teinture de digitale et de belladone. 3, 4 et 5 août, cathétérisme matin et soir, même prescription. Le 6, le malade a uriné spontanément ; continuation des lavements frais et du liniment. L'amélioration continue sans que cependant la miction devienne tout à fait libre ; de temps en temps l'écoulement de l'urine s'arrête subitement avant que la vessie soit vidée. Le toucher rectal fait constater une hypertrophie notable du lobe droit qui, confondu avec le gauche vers le sommet, le déborde de deux centimètres au moins du côté de leur base. Sur un croquis fait immédiatement après le toucher, je note les dimensions suivantes : diamètres transversaux à droite 33 millimètres ; à gauche 22 millimètres ; diamètres longitudinaux : à droite 62 millimètres, à gauche 48 millimètres.

Du 9 septembre au 3 décembre, j'électrise le malade 30 fois, pendant dix minutes chaque fois, d'après le procédé indiqué plus haut et en ayant soin de faire porter l'olive rectale autant que possible sur le côté droit de la prostate.

Durant les cinq premières séances, l'extratcourant de l'appareil volta-faradique de Duchenne fut employé : il causa une douleur très-vague d'abord, qui ensuite se localisa dans l'urèthre ou au méat urinaire. De temps en temps cette douleur cessait pour faire place à des mouvements du rectum. Il semblait alors au malade que les excitateurs uréthral et rectal se rapprochaient l'un de l'autre. A la sixième séance j'essayai le courant induit : il occasionna des contractions plus énergiques et causa moins de douleur que l'extra-courant ; aussi fut-il conservé jusqu'à la fin du traitement.

Le 30 décembre après trente séances, je pratiquai le toucher recta et dessinai la prostate telle que je pensais l'avoir sentie, sans avoir sous les yeux le croquis de l'exploration précédente. Les différents diamètres étaient devenus : diamètres transversaux, à droite 25 millimètres, à gauche 18 millimètres ; diamètres longitudinaux, à droite 50 millimètres, à gauche 42 millimètres.

Enfin le 17 mars 1869, après soixante-dix séances, l'évaluation des dimensions de la prostate me donna les résultats suivants : diamètres transversaux, à droite 20 millimètres, à gauche 15 millimètres ; — diamètres longitudinaux, à droite 41 millimètres, à gauche 39 millimètres. Lors de cette dernière exploration, l'épaisseur du lobe droit se montra surtout réduite ; il n'était que très-peu saillant et difficile à bien circonscrire, tandis que le lobe gauche, d'abord relativement sain, formait encore un bourrelet très-prononcé.

L'electrisation fut cessée ; la miction se faisait alors parfaitement. Mais je dois noter qu'au dire de M. F. il urinait très-librement avant la rétention pour laquelle il a réclamé mes soins.

M. Tripier fait suivre cette observation des remarques suivantes :

Plusieurs circonstances, dit-il, notées durant le cours des séances, méritent d'être rapportées ici :

Le malade supportait mal d'abord la présence de l'excitateur uréthral ; mais elle lui était infiniment moins pénible pendant le passage du courant, même quand celui-ci causait de la douleur.

Les piles qui faisaient fonctionner mon appareil d'induction furens souvent changées et le sens des courants vraisemblablement renversé ; aussi n'ai-je pas noté quel excitateur devait être en rapport avec le pôle positif.

C'est là une négligence d'autant plus regrettable qu'il n'est pat indifférent de faire répondre l'urèthre ou le rectum à un des pôles plutôt qu'à l'autre. Une direction des courants donnant dans le rectum une sensation gravative qui n'a rien de pénible, la direction opposée détermine une douleur aiguë dans l'urèthre.

Les courants de la bobine induite à fil long et fin sont mieux supportés que l'extra-courant de la bobine inductrice.

Les appareils magnéto-électriques seraient sans doute très-convenables dans ces circonstances.

Enfin l'observation de ce malade a présenté de plus une particularité assez intéressante : Le suintement d'origine blennorrhagique n'ayant été modifié ni en plus ni en moins par l'électrisation de la prostate, j'essayai de le combattre par les injections uréthrales profondes de nitrate d'argent conseillées par M. Diday.

Ces injections, qui avaient paru d'abord devoir donner de bons résultats, restèrent définitivement sans effet et je ne réussis qu'avec une solution aqueuse d'iodure de potassium et d'iode (iode 1, iodure de potassium 5, eau 1000) étendue d'abord, pure ensuite ; une injection tous les trois jours. Bien que la sonde n'arrivât pas jusqu'à la vessie, le liquide y pénétrait, comme le prouvait l'expulsion de bulles d'air rendues avec l'urine une demi-heure après l'opération, lorsque le malade négligeait de remplir la sonde avant de l'introduire. Ce passage du liquide de l'urèthre dans la vessie ne témoigne-t-il pas d'une déformation du col vésical ? Cette déformation, si elle existe, n'est-elle pas une circonstance favorable au point de vue de la rétention d'urine ? Ne préexistait-elle pas au traitement ? Ce sont là des questions qu'il importerait de résoudre et sur lesquelles nous appelons l'attention des observateurs. »

Pour nous, il nous semble que cette déformation du col peut expliquer précisément pourquoi le malade, malgré une hypertrophie de la prostate, urinait librement avant la cautérisation de la partie profonde de l'urèthre, cautérisation après laquelle la miction devint impossible.

Le sujet de cette observation était âgé de 44 ans, et il est permis de se demander si on obtiendrait les mêmes résultats chez les vieillards. Les séances quotidiennes ou faites tous les deux jours duraient dix minutes; l'auteur aujourd'hui trouve cette durée trop prolongée de moitié et ne fait plus que des séances de cinq minutes dans les cas qu'il a eus à traiter depuis cette première observation.

Les docteurs Chéron et Moreau-Wolff ont publié une note sur le traitement par les courants continus constants, de l'inflammation, de l'engorgement et de l'hypertrophie de la prostate. Un pôle fermant le circuit sur le périnée, l'autre, armé d'un excitateur cylindrique en cuivre recouvert de toile mouillée, est mis par le rectum en rapport avec la face inférieure de la prostate. Ils emploient de huit à vingt couples de Remak, suivant la sensibilité de l'individu.

Lorsque l'engorgement de la prostate est indolore, comme c'est le cas le plus ordinaire, ils placent le pôle négatif dans le rectum; mais s'ils ont affaire à une inflammation ou à une hypertrophie douloureuse ancienne qui se complique d'un certain état inflammatoire, c'est le pôle positif qu'ils placent dans le rectum et ne mettent en jeu qu'un petit nombre d'éléments.

Ils concluent de la façon suivante :

« Tout engorgement prostatique avec ou sans hypertrophie est le résultat d'une inflammation de la glande, inflammation qui, prise à temps, disparaît toujours rapidement par les courants continus. Par conséquent, plus récente sera la tuméfaction de l'organe et plus prompte sera aussi la résolution.

«Enfin, dans les cas d'hypertrophie confirmée, on pourra toujours améliorer considérablement l'état du malade en dissipant l'engorgement périphérique.»

Et ils publient dix observations comme preuve à l'appui.

Or, voici comment M. Tripier apprécie leur travail dans la *Tribune médicale* de 1871 (*Des applications immédiates du courant voltaïque*) : «Avant de nous arrêter aux résultats obtenus, dit-il, il est impossible de ne pas nous arrêter à ce que le procédé a d'imparfait et d'insuffisant. Si le courant opère pendant dix minutes, l'enveloppe de toile n'empêchera pas l'intestin d'être cautérisé. Mais peut être n'y a-t-il pas de courant?

« C'est ce que rend très-vraisemblable l'emploi de couples Remak et l'adoption d'une éponge mouillée comme électrode extérieur; il doit y avoir là une application blanche ou à peu près. La lecture des observations laisse en partie subsister cette impression.

« Pour l'interprétation physiologique de ces résultats douteux, les auteurs la rattachent à une action sur la fibre musculaire qui est très-faible ou nulle et à une action sur les phénomènes d'endosmose qui n'est pas plus appréciable. Il me paraît beaucoup plus vraisemblable d'admettre que des applications assez longues et fréquentes de courants continus très-faibles, ou même simplement des compressions intermittentes de la prostate, ont eu raison de phénomènes douloureux ayant pour siége le col et le bas-fond de la vessie et la prostate. »

Nous partageons complétement l'opinion de ce savant électricien, et nous regrettons vivement que ces observations ne puissent pas fournir à la méthode l'appoint que nous désirions y trouver.

CHAPITRE X.

SPASMES, NÉVRALGIES DE L'APPAREIL URINAIRE.

Les succès nombreux que l'on a obtenus et que l'on obtient encore tous les jours par le traitement électrique dans une foule d'états spasmodiques ou douloureux, devaient conduire à l'appliquer aux spasmes et aux névralgies de l'appareil urinaire.

SPASME ET NÉVRALGIE DE L'URÈTHRE.

Spasme. — Nous comprenons sous cette dénomination un état morbide qui se manifeste dans ce canal sans que les tissus dont il est formé puissent offrir, ni pendant la vie, ni après la mort, rien qui l'explique. Ce spasme qu'on ne pourrait confondre qu'avec un état analogue du col de la vessie dont nous parlerons plus loin, et encore n'y aurait il à cela aucun inconvénient, est caractérisé par un trouble dans l'émission de l'urine qui peut être subit ou durer un certain temps. Tantôt en effet il se borne a une simple gêne qui cesse d'elle-même au bout de quelques heures, et tantôt il consiste en une véritable rétention d'urine, qui exige de prompts secours.

Il siége de préférence dans la partie du canal sur laquelle porte surtout l'action des muscles du périnée, des caustiques et de l'extrémité des sondes, et qui souffre ordinairement beaucoup dans la blennorrhagie ; cependant il peut occuper aussi la partie spongieuse.

Plusieurs causes peuvent déterminer le resserrement spasmodique idiopathique de l'urèthre :

L'introduction d'une bougie, même très-fine, ou le simple cathétérisme explorateur, dans certains cas d'hyperesthésie de la muqueuse uréthrale ;

La distension exagérée ou trop brusque des parois du canal par une sonde, une bougie ou tout autre instrument ;

L'application du nitrate d'argent ou d'un autre caustique, dans les cas de rétrécissement organique du canal ;

Les chutes sur le périnée, et les contusions de cette région, le passage de la tête fœtale pendant l'accouchement ;

Le coït trop répété ;

Une vive émotion morale, la frayeur, l'impression subite du froid ;

L'influence cérébro-spinale due à une paralysie ou une irritation des centres nerveux.

Nous ne nous arrêterons pas à décrire le mécanisme suivant lequel ces différentes causes agissent pour produire le spasme de l'urèthre : cela nous entraînerait trop loin.

Névralgie de l'urèthre. — Il n'est pas facile de distinguer cet état morbide des sensations et des troubles qui peuvent dépendre de causes variables et nombreuses telles que : une pierre vésicale, une lésion organique de la prostate, du col ou du corps de la vessie, d'un rétrécissement de l'urèthre, etc. Ce n'est guère que par la mobilité des symptômes qu'on peut en faire le diagnostic, et l'on se guide pour cela d'après la marche irrégulière, en quelque sorte intermittente, des accidents, qui surviennent, cessent, reparaissent, augmentent, diminuent sans cause appréciable et d'une manière plus prompte que dans toute autre affection. De plus, la névralgie uréthrale se manifeste par des accès dont il est difficile de préciser la fréquence, l'ordre et la durée, et qui varient presque avec chaque individu: mais ils deviennent proportionnellement plus longs, plus forts et plus rapprochés à mesure que des complications se manifestent, par le fait seul de leur propre durée. Alors, à l'état nerveux qui ne peut être rapporté à aucune lésion organique appréciable, se joignent les signes d'un catarrhe ou de toute autre altération profonde de la vessie ou de la prostate; puis les fonctions du rectum sont atteintes, et la santé générale s'en ressent.

Mais si la névralgie de l'urèthre peut être idiopathique et indépendante de toute autre affection, elle peut exister aussi, de même que le spasme uréthral, comme complication de diverses maladies des organes génito-urinaires, dont elle modifie la marche et les symptômes: telles sont le catarrhe de la vessie, les rétrécissements organiques de l'urèthre, les lésions de la prostate, l'affection calculeuse, etc.

Les enfants, les adultes, les vieillards et les femmes sont également sujets à la névralgie de l'urèthre, et chez ces dernières les caractères ne sont pas moins variables; mais presque toujours on les confond avec d'autres maladies.

SPASME ET NÉVRALGIE DE LA VESSIE.

C'est le col de la vessie qui est principalement le siége de ces états nerveux morbides. Ils consistent quelquefois en une simple exaltation ou perversion de la sensibilité et de la contractilité du col vésical; ce n'est alors qu'un simple trouble fonctionnel. Les phénomènes morbides peuvent être purement locaux; mais ils peuvent devenir généraux lorsque la maladie a fait des progrès et qu'elle dure depuis longtemps. Enfin, ces troubles fonctionnels se compliquent quelquefois d'une cause permanente, plus ou moins active, qui les provoque et les entretient, ou qui s'est développée au moment même de l'apparition des accidents nerveux : telle est l'atonie vésicale.

Besoins fréquents d'uriner, difficulté de les satisfaire, sensation d'embarras, de gêne, de fatigue, siégeant surtout au pubis, au périnée, au sacrum, tels sont les symptômes des cas les plus simples, avec un peu de démangeaison dans l'urèthre quelquefois ; enfin, intermittence de moins en moins prononcée à mesure que le malade voit son état s'aggraver et retentir plus ou moins sur toutes les fonctions de l'économie.

D'autres symptômes apparaissent lorsque ces états nerveux du col se compliquent de lésions qui leur ont donné naissance ou qui se sont développées sous leur influence; telles sont : certaines dispositions morbides de la vessie, atrophie ou hypertrophie de ses parois, les maladies de la prostate, les fongosités du col de la vessie, les rétrécissements de l'urèthre, l'affection calculeuse vésicale ou rénale, et enfin une détérioration générale de la santé.

Parmi les causes qui peuvent produire *le spasme* du col, on a cité l'action du froid, les émotions vives et subites, les chutes sur le périnée, les excès du coït, et toutes les causes, en un mot, indiquées à propos des spasmes de l'urèthre.

Des contractions spasmodiques du col peuvent encore être causées par un lavement purgatif, par les boissons spiritueuses, surtout mélangées avec des acides.

On sait que les affections graves des reins, du rectum et de la matrice, exercent parfois une action directe sur le col de la vessie, d'où peut résulter une contraction spasmodique soit de l'urèthre, soit du col de la vessie.

Mais chez quelques malades on trouve réunis, même à un très-haut degré, les accidents de la névralgie et les effets du spasme du col ; alors le cathétérisme produit des douleurs tellement fortes qu'il est quelquefois impossible de le pratiquer.

On observe assez souvent des névralgies du col vésical chez des personnes qui ont souffert longtemps d'autres névralgies dans différentes parties du corps.

Il est des circonstances qui sont propres à déterminer spécialement *les névralgies* du col, et elles sont nombreuses. C'est d'abord la présence de la pierre ou de la gravelle dans la vessie; plusieurs lésions organiques de l'urèthre, de la prostate, etc.; l'abus du coït et la masturbation; les affections arthritiques, rhumatismales ou cutanées; la constipation, les hémorrhoïdes, les ascarides du gros intestin, les fissures à l'anus, et enfin tout état morbide du rectum.

Nous ne parlerons pas des différentes médications que l'on a employées pour combattre ces phénomènes morbides et avec lesquelles on obtient journellement des résultats assez satisfaisants, notre but étant surtout d'exposer les avantages que l'on peut retirer du traitement électrique et les tentatives que l'on a faites dans cette voie.

Mais ici encore les opinions des auteurs diffèrent et quant au genre d'électricité à employer et quant au procédé d'électrisation, au mode opératoire Tandis, que les uns emploient les courants continus descendants, ou centrifuges (Mallez, Reliquet Onimus), d'autres emploient les courants galvaniques ascendants ou centripètes (Tripier). Ce dernier auteur, dans les états spasmodiques de l'urèthre et du col de la vessie, évite de se servir d'une sonde uréthrale, et se contente d'appliquer deux excitateurs extérieurs humides, l'un, le positif, au périnée; l'autre, le négatif, aux lombes; les séances sont de cinq minutes.

Pour les névralgies de l'urèthre, on peut faire usage d'une sonde métallique isolée jusqu'à quelques centimètres de son extrémité libre et fermer le circuit sur la verge par un excitateur humide, ou bien employer le procédé par révulsion qui consiste à promener deux excitateurs secs sur la peau de la verge, au niveau de la partie douloureuse. Dans le premier cas, la séance doit durer de cinq à six minutes; dans le second, une minute ou une minute et demie, avec des courants de haute tension (Mallez).

Dans la névralgie uréthrale chez les femmes, Tripier pratique la révulsion dans l'urèthre même au moyen d'un excitateur double qui n'est autre qu'une sonde de femme séparée en deux lames que relie une plaque isolante en ivoire ou en caoutchouc durci; mais il faut ici employer des courants de basse tension, qui agissent plus vivement sur la sensibilité de la muqueuse.

En 1869, M. Mallez communiquait à la Société de Médecine pratique une note sur les névralgies uréthro-vésicales traitées par les courants électriques.

Dans un premier cas, il s'agissait d'une névralgie vésicale hystériforme, caractérisée par de la dysurie et des envies fréquentes d'uriner suivies de la sensation de boule hystérique et de perte de connaissance. Cinq applications d'un courant continu descendant le long du rachis suffirent pour modifier avantageusement l'état de la malade, et après douze applications du même courant, une fois par semaine seulement, la guérison des troubles de la vessie et de la sensation de boule qui en était la suite, fut complète.

Dans un second cas, il parvint à calmer des douleurs uréthro-vésicales qui avaient résisté à tous les traitements topiques, narcotiques, etc.

Il se servait, pour ses opérations, d'une pile de dix-huit éléments au proto-sulfate de mercure, la même que pour l'électrolyse uréthrale, ou d'une pile de trente-six éléments au proto-chlorure d'argent, de Gaiffe, très-portative et très-maniable. Il appliquait le pôle positif aux lombes et le négatif au périnée, bien que ce soit contraire à ce qu'on admet généralement, que dans toutes les lésions douloureuses de la sensibilité, c'est le courant ascendant qu'il faut employer (Tripier). Mais comme nous avons déjà eu occasion de le dire, les effets des divers genres de courants sont encore à l'étude, et le point de thérapeutique n'en est encore qu'à sa phase d'empirisme.

M. Reliquet a fait à la Société médico-pratique de Paris (27 avril 1870) une communication intéressante sur l'action des courants électriques continus sur les spasmes de la vessie, de l'urèthre et des uretères, causés par des graviers rénaux.

Déjà quelque temps auparavant, dans le courant de la même année, il avait appelé l'attention de ladite société sur l'action heureuse des courants continus dans un cas de contracture de la vessie. « Il s'agissait, dit-il, d'une vessie contracturée au point de ne supporter que dix grammes de liquide, contenant une pierre, ayant, sur ses parois, des incrustations calcaires. Sous influence d'un courant continu appliqué par M. Onimus, je pus séance tenante, injecter cent cinquante grammes d'eau tiède dans la vessie, examiner la vessie reconnaître la pierre. Puis, après toutes ces manœuvres, le malade rendit par l'urèthre des plaques d'incrustations calcaires, fraîchement séparées des parois de la vessie par la dilatation brusque de cette poche. »

Nous croyons devoir donner ici, dans son entier, à cause de l'intérêt qu'elle offre à plus d'un titre, l'observation des spasmes de la vessie, de l'urèthre et des uretères, causés par des graviers rénaux, et traités par les courants électriques.

M. B..., âgé de 21 ans, marin, d'une constitution robuste, n'ayant jamais eu d'affection vénérienne, est pris subitement, au mois de septembre dernier, d'une douleur fixe à l'extrémité de la verge, et éprouve de grandes difficultés pour uriner. A cette époque, le malade se livrait avec passion à l'exercice du vélocipède ; il en faisait cinq et six heures par jour ; ce qu'il continua pendant deux mois, malgré les douleurs qu'il éprouvait et ses difficultés de miction.

Mais les douleurs deviennent très-vives; les mictions très-fréquentes, deux par heure, ne se font plus qu'avec de grands efforts. Le jet d'urine interrompu est saccadé; souvent il n'y a plus de jet, l'urine tombe. Bientôt la marche devient pénible ; chaque pas provoque une douleur allant de l'anus à l'extrémité de la verge. Quand le malade se fatigue, malgré tout, les étreintes douloureuses de la fin de la miction, au lieu de ne durer que très-peu de temps, deviennent permanentes.

Il y a des douleurs continues, dans l'anus, dans les reins, et cela, tantôt dans le droit ou le gauche seul, tantôt dans les deux. Alors apparaissent de fréquentes érections qui sont très-douloureuses. Jusque-là, les urines sont peu altérées.

Après une période de mieux de quinze jours, pendant laquelle M. B... prenait quatre pilules de térébenthine en 24 heures, tous les phénomènes douloureux reparaissent. Les urines s'altèrent beaucoup; le dépôt muqueux purulent comprend la moitié de la masse du liquide; souvent il y a des pellicules blanches tachées de sang.

La constipation habituelle devient plus grande; il n'y a une garderobe que tous les deux ou trois jours.

M. B... vient me consulter le 15 janvier 1870. Il est dans l'état que nous venons de décrire; douleur à l'extrémité de la verge au-dessous du gland ; douleur dans l'anus, avec élancements de temps en temps vers la verge. Les mictions, très-fréquentes, se font par un jet saccadé au début, à la fin l'urine tombe; après il y a une épreinte assez longue.

Deloulme.   8

Les urines sont très-chargées ; le dépôt muqueux purulent adhère au vase et est très-filant.

Dès le lendemain je passe une sonde en gomme de moyen calibre; elle provoque une douleur vive en franchissant la région profonde de l'urèthre et le col vésical. Par elle, je fais des injections de lavage, et je constate que la seconde partie du liquide injecté sort de la sonde sans jet.

Le 16 janvier je fais l'examen de la vessie. Pour cela je veux introduire le cathéter coudé ordinaire; mais, arrivé dans la région profonde, il est arrêté, tant le spasme de l'urèthre est énergique. Alors je prends une sonde à bec plus long et à courbure arrondie.

J'examine la vessie, où je ne trouve rien, si ce n'est un peu d'élévation de la lèvre inférieure du col vésical au-dessus du trigone; avec la sonde dans l'urèthre, je comprime pendant un instant la lèvre inférieure du col.

Après ce premier examen, les douleurs en urinant, les épreintes disparaissent pendant deux jours ; puis elles redeviennent, et très-vite, ce qu'elles étaient.

Alors, je fais, quatre jours de suite, la dépression de la lèvre inférieure du col vésical avec une sonde en gomme et un mandrin métallique droit. Malgré le résultat qu'avait donné la dépression faite avec la sonde exploratrice, il n'y a aucune amélioration.

Le 25 janvier, je fais la première séance d'électricité (je me suis toujours servi de la pile portative à courant constant du docteur Onimus).

Avant de faire l'injection préparatoire, je fais pisser le malade, et je constate que la vessie ne se vide pas. Cependant elle ne peut contenir que 100 grammes d'eau tiède. Le pôle négatif dans la vessie et le positif sur l'hypogastre, je commence par faire quelques interruptions, puis je laisse le courant continu.

Après la première séance, il n'y a aucun résultat.

Après la seconde, le jet est plus raide, les douleurs en urinant et les épreintes à la fin de la miction sont moins vives ; mais les envies fréquentes d'uriner existent toujours sept ou huit fois la nuit.

M. Gosselin, alors consulté, conseille de continuer l'électricité. Tous les jours suivants, je fais une séance. Chaque fois je commence, le pôle négatif étant dans la vessie, par mettre le pôle positif sur l'hypogastre, puis je porte le pôle positif sur le périnée pour agir sur les muscles de l'urèthre et le col vésical. Plusieurs introductions du cathéther à électriser ordinaire, qui est fort rigide, offrent de sérieuses difficultés. Alors je fais faire une sonde spéciale, avec laquelle je passe facilement.

Sous l'influence de ces séances d'électricité, les douleurs diminuent très-vite et disparaissent; la vessie reçoit de plus en plus de liquide, jusqu'à 220 grammes ; les envies d'uriner deviennent de moins en moins fréquentes. Ainsi, le 31 janvier, le malade n'urine que trois fois en douze heures. La constipation habituelle cesse, une garde-robe par jour.

Le 2 février, M. B..., après avoir marché beaucoup et s'être exposé à l'humidité, éprouve de la douleur en urinant et les envies sont fréquentes. En même temps il se développe un peu d'embarras gastrique. La langue est saburrale, et noire surtout à la base, le malade me dit que, même en bonne santé, il a presque toujours la base de la langue noire. Sous l'influence d'une purgation avec l'eau de Pullna, les phénomènes saburraux disparaissent.

Je continue les séances d'électricité, et le 6 février, toutes les douleurs en urinant ont cessé ; la vessie supporte à nouveau beaucoup de liquide, et se vide à chaque miction.

Les conditions de M. B... sont excellentes ; il fait de longues courses à pied, se couche tard, sans éprouver d'excitation du côté de la vessie ou de l'urèthre. Tous les jours je fais une séance d'électricité.

Le 18 février, étant au théâtre, subitement, il est pris d'une douleur violente dans le rein droit. Immédiatement, les envies d'uriner sont plus fréquentes ; la douleur continue à l'extrémité de la verge, les élancements allant de l'anus au gland, les épreintes douloureuses et prolongées de la fin de la miction, en un mot tout l'état de douleur que nous avons observé, reparaît au complet. Les urines sont très-chargées. La bouche est mauvaise, la langue sale est noire à la base ; 120 pulsations, sécheresse de la peau, soif vive. En même temps, constipation contre laquelle les lavements sont sans effet.

Je maintiens le malade au repos le plus absolu ; je lui fais boire beaucoup d'eau de graine de lin.

Le 20 février, les urines s'améliorent, mais tous les phénomènes douloureux persistent, ainsi que la fièvre. Je combats l'état saburral par un verre d'eau de Pullna chaque matin.

Toutes les après-midi, je fais prendre vingt centigrammes de sulfate de quinine en quatre prises, et après chacune d'elles, le malade avale une tasse de bouillon de bœuf.

Le 25 février, je remarque que M. B... couché sur le dos, se tient le tronc incliné à droite, et qu'il garde avec précaution la jambe droite demi-fléchie. Il a ainsi un habitus qui rappelle celui du coxalgique. La palpation de la région du rein droit me fait rencontrer un empâtement considérable des parties. La pression faite, en arrière, au-dessous de la dernière côte, provoque une douleur très-vive. Je crains la formation d'un abcès périnéphrétique.

Ce jour, je fais une séance d'électricité assez longue, tenant le pôle positif en arrière sur le rein droit et le négatif sur le périnée.

Dans la nuit du 23 au 24 février, le malade rend, presque sans s'en apercevoir, une assez grande quantité de graviers. Ils sont de formes variées, présentant des facettes. Il y en a qui ont tout-à-fait l'aspect de fragments de pierre. Leur surface est grise terreuse ; leur cassure est rouge-brique.

D'après M. Robin, qui les a examinés, ils sont formés d'urate double de soude. Dans la journée, le malade rend encore quelques graviers.

Le soir, il y a un léger frisson et une exacerbation très-notable de de la fièvre. Je provoque une sueur abondante avec la bourrache.

Le 25 février, la douleur du rein droit a diminué ; mais l'empâtement est le même. La fièvre et l'état suburral sont très-intenses. Je donne une bouteille d'eau de Sedlitz, et il y a une superpurgation qui dure jusqu'au lendemain. Les matières sont bilieuses et très-nauséabondes.

Tous les jours suivants le malade prend les 0,20 centigrammes de sulfate de quinine en quatre fois.

La fièvre baisse, mais il y a toujours la douleur dans le rein, l'empâtement profond du flanc droit, les envies fréquentes d'uriner et les douleurs dans la verge et l'anus qui persistent.

M. Gosselin revoit le malade le 1er mars. Dès lors nous donnons tous les jours 2 grammes de benzoate de soude, et il y a une évacuation d'une assez grande quantité de cristaux rouges d'acide urique.

Le 3 mars, j'examine de nouveau la vessie avec le cathéter coudé ordinaire, qui franchit assez facilement la région profonde de l'urèthre. Je ne trouve rien dans la vessie. Je constate seulement une élévation notable de la lèvre inférieure du col.

A partir du 4 mars, M. B... vient chez moi ; alors je reprends la séance quotidienne d'électricité. La vessie se détend de plus en plus. Les envies d'uriner s'espacent. Les douleurs continues dans la verge et celles de la fin de la miction diminuent peu à peu et disparaissent ; de même les garde-robes se régularisent.

Le 10 mars, il y a du malaise : la bouche est mauvaise. Le malade me dit que depuis plusieurs jours, il ne rend plus de cristaux rouges. Je fais la séance d'électricité, et, le pôle négatif dans la vessie, je place le positif sur le rein droit, où je le laisse assez longtemps. La nuit suivante, le malade rend une assez grande quantité de cristaux rouges et même quelques grains. Aussitôt le malaise disparaît.

Les jours suivants, à chaque séance d'électricité, le pôle négatif étant comme toujours dans la vessie, après avoir laissé un instant le pôle positif sur l'hypogastre et sur le périnée, je le place sur le rein droit.

Je continue ainsi jusqu'au 23 mars. Alors, j'injecte dans la vessie, sans provoquer la moindre envie d'uriner, 220 grammes d'eau tiède. Les urines sont claires, contenant de temps en temps des cristaux d'acide urique. Les envies d'uriner n'ont lieu que toutes les quatre heures dans le jour, et moins souvent la nuit. Il n'y a plus de traces de douleurs en urinant. La miction est tout à fait normale. La vessie se vide complétement ; seulement, immédiatement après chaque séance, que depuis quelques jours je prolonge, il y a une certaine surexcitation. Je cesse l'électricité.

Le 28 mars, jour de son départ, le malade malade me dit qu'il ne souffre plus du tout, et qu'il n'urine qu'une seule fois la nuit.

« Nous voyons dans ce fait, dit M. Reliquet, tous les phénomènes spasmodiques douloureux, qui d'abord sont calmés par la dépression de la lèvre inférieure du col, reparaître vite, et alors résister d'une façon absolue à ce genre de traitement. Dès la seconde application des courants continus, au contraire, un mieux se produit, et peu à peu augmente au point que lé malade se croit guéri.

« Ainsi, malgré la persistance de la cause de tous les spasmes, ceux-ci disparaissent sous l'influence des courants continus. Et c'est juste au moment où l'état du malade est le meilleur qu'apparaît la douleur vive dans le rein droit, et que se renouvellent, avec intensité, tous les phénomènes douloureux et les troubles fonctionnels.

« Il est permis de croire que, sous l'influence de la disparition des spasmes, les graviers se sont déplacés, au moment où les douleurs ont reparu le 18 février.

« Je suis très-porté à avancer que les applications des courants continus allant du rein à la vessie ont certainement facilité la sortie des graviers ; et cela d'autant plus qu'une seconde fois, le 10 mars, cette même application des courants, au même point, a été suivie de la sortie d'une grande quantité de cristaux d'acide urique et de la cessation des douleurs existantes.»

Du reste, MM. Legros et Onimus, dans leur travail intitulé : Recherches expérimentales sur les mouvements de l'intestin, disent, p. 172 : « On sait que le courant se dirige du pôle positif au pôle négatif; chaque fois que l'électricité marche suivant la direction naturelle du mouvement péristaltique, on a un abaissement de tension, et par conséquent, une dilatation de l'intestin ; si le courant est dans le sens contraire, il y a augmenontati de la tension. » Puis ils ajoutent : « Peut-être n'est-ce pas là un caractère spécial de l'électrisation de l'intestin, mais une loi pour tous les canaux doués de mouvements péristaltiques. »

« Ces considérations entraînent une indication pratique bien considérable : *c'est l'application des courants électriques continus dans les cas de coliques néphrétiques.*

« Les courants continus, en faisant disparaître les spasmes de l'urèthre dans le cas qui nous occupe, ont ramené l'équilibre entre la contraction de la vessie et celle du col vécical et du sphincter uréthral : car, sous leur influence, nous voyons la vessie se vider complétement à chaque miction et aussi nous la voyons se dilater assez pour que ces envies d'uriner s'espacent comme dans l'état normal. »

M. Reliquet termine par la conclusion suivante : L'électricité à courants continus, convenablement appliqués, agit de la façon la plus efficace contre les spasmes de l'urèthre et de la vessie, et par elle-même fait cesser les troubles de la miction et de la défécation que ces spasmes déterminent. De même elle agit sur les uretères. »

A propos de cette observation, M. Tripier fait remarquer que l'excitateur intra-vésical est inutile, et que M. Reliquet a employé une pile de plus de tension qu'il n'est nécessaire et de trop peu de quantité.

A propos de l'application des courants électriques continus contre les coliques néphrétiques, application dont l'idée a été suggérée à M. Reliquet par l'observation précédente, nous citerons le cas suivant recueilli, au dispensaire de M. Mallez, et qui lui donne la priorité de la méthode :

Istas, 48 ans, typographe. Blennorrhagie qui a duré huit mois, il y a vingt ans ; abcès du testicule droit à la suite d'une orchite.

Depuis un an, ouleurs au niveau du rein droit, non continues, mais se propageant jusque dans la vessie et dans la verge. La douleur n'augmente pas par la voiture, ne vient pas quand le malade urine ou finit d'uriner ; les envies d'uriner ne sont pas plus fréquentes qu'autrefois ; les urines offrent un nuage à leur surface.

Il a rendu un peu de gravelle il y a huit mois.

Le 23 décembre 1869, on lui a appliqué déjà quatre fois le courant continu pendant dix minutes; le malade dit s'en trouver bien; pôle négatif au niveau du rein droit, pôle positif sur l'hypogastre.

Le 27. Sixième séance d'électricité. Le malade n'a plus de douleurs dans les reins que la nuit, et quelques élancements dans la verge; le sommeil et l'appétit sont revenus.

12 janvier 1870. Depuis deux jours, il n'a éprouvé aucune douleur; on continue les courants électriques.

4 février. Il a eu hier une crise après trente jours de repos complet. — Même traitement.

Le 13. Nouvelle crise moins forte. Le malade n'est pas revenu.

CHAPITRE XI.

RÉTRÉCISSEMENTS DE L'URÈTHRE.

En 1867, MM. Mallez et Tripier publièrent, sur « *la guérison durable des rétrécissements de l'urèthre par la galvanocaustique chimique*, » un mémoire couronné par l'Academie de médecine, et que nous ne pouvons passer sous silence, à cause du haut intérêt qui s'attache à leur méthode et de l'importance capitale qu'elle a prise dans la thérapeutique des voies urinaires, depuis que ces auteurs en ont fait une méthode générale, se basant sur la non-rétractilité des cicatrices, et sur le peu d'accidents qu'elle détermine.

Nous empruntons à leur mémoire un résumé des conditions physiques de la galvanocaustique chimique en général et du procédé opératoire relatif aux rétrécissements de l'urèthre :

«L'application d'un courant continu à un corps vivant, au moyen d'électrodes inaltérables, détermine la formation d'une eschare au niveau des points d'application de chacun des élec- trodes.

«La production des eschares par l'électrolyse se faisant à froid, et l'action analytique étant exactement limitée aux points de contact des électrodes, toutes les régions accessibles à une sonde ou à un stylet peuvent être aisément cautérisées sans craindre de léser les parties voisines.

« L'eschare positive est comparable à celles produites par les acides et le feu ; l'eschare négative à celles produites par les alcalis.

« Aux différences que présentent les eschares des deux pôles correspondent des caractères différents dans les cicatrices qui succèdent à la chute des eschares. Les cicatrices positives étant dures et rétractiles, les cicatrices négatives sont molles, minces et pas ou peu rétractiles. —L'étude des cicatrices, au point de vue des caractères qui découlent de leur origine chimique, a été reprise expérimentalement, dans ces derniers temps, par MM. Campos Bautista et Palomèque ; les résultats de leurs recherches confirment pleinement cette proposition. L'examen microscopique leur a montré, dans les cicatrices d'origine acide, une quantité considérable d'éléments de tissu fibreux faisant trame à une grande quantité de matière amorphe ; tandis que les cicatrices d'origine alcaline, molles, lisses, déprimées, non adhérentes à la couche sous-jacente, présentaient des éléments fibreux infiniment moins nombreux, très-peu de matière amorphe, et se rapprochaient du tissu conjonctif normal. (V. Campos Bautista, thèse inaugurale, février 1870.).

« L'importance de la galvanocaustique négative tient surtout à la facilité qu'elle donne de pratiquer des cautérisations alcalines dans des conditions où celles-ci étaient entièrement impraticables.

« Plus la force électromotrice de la pile sera considérable, plus a cautérisation sera rapide, mais plus aussi elle sera douloureuse. Une foule de circonstances, dont le chirurgien reste juge, conduiront à faire varier la force électromotrice de l'appareil suivant les indications et contre-indications fournies par l'utilité d'aller vite, la nécessité de ménager la sensibilité de certaines parties, la crainte de dépasser le but et de léser les parties voisines.

« Il importe que les électrodes ne soient pas attaqués par les acides ou les alcalis naissants ; aussi les fait-on en métaux inoxydables ou peu oxydables. Ceux-ci, cependant, étant moins facilement attaqués par les alcalis que par les acides, la cautérisation négative peut fort bien s'effectuer avec des pièces de cuivre.

«L'un des électrodes étant employé à cautériser, l'autre ne sert ordinairement qu'à fermer le circuit. Pour éviter une cautérisation inutile au niveau de ce dernier, on le fera aboutir à une compresse mouillée ou à un disque d'agaric humide recouvrant la région sur laquelle on l'applique.

«Parmi les essais de traitement des rétrécissements de l'urèthre antérieurs à notre opération, il en est qui répondaient à des solutions partielles du problème que nous avons résolu. L'histoire de ces tentatives montre qu'elles devaient rester vaines tant que, d'une part, la non-rétractilité des cicatrices succédant aux cautérisations alcalines, n'était pas constatée, et que, d'autre part, on ne connaissait pas de moyen d'effectuer sûrement ces cautérisations dans des points échappant au contrôle de la vue et à l'action immédiate de la main.

« Au commencement de ce siècle, Whately (Improved method of treating strictures. London, 1804) attaquait les rétrécissements uréthraux au moyen d'un petit fragment de potasse enchâssé dans l'extrémité d'une bougie de cire. Bien que ce procédé eût souvent permis de rendre immédiatement à l'urèthre un calibre suffisant pour que la miction s'effectuât sans qu'il fût besoin de recourir à l'emploi des sondes, on l'abandonna promptement, en Angleterre, en raison des dangers que présentait l'usage d'un caustique dont l'action ne pouvait être limitée aux parties à détruire.

« Lorsque les inconvénients et l'inutilité de la cautérisation par le nitrate d'argent, si longtemps en faveur en France, eurent été bien constatés, M. Leroy d'Etiolles revint au procédé de Wathely; il en perfectionna assez l'appareil instrumental pour atténuer considérablement les effets de la fusion du caustique, et obtint des résultats cliniques très-satisfaisants. Mais ces résultats se produisant au moment où l'uréthrotomie était devenue à la mode, passèrent inaperçus. On voit même, en lisant le mémoire où ils sont rapportés, que l'auteur n'en sentit pas toute l'importance, puisque, quelques pages plus loin, il s'occupe du cautère galvano-thermique, instrument dangereux et manifestement inférieur au nitrate d'argent dont il a tous les inconvénients, indépendamment de ceux qui lui sont propres.

« Quant à l'idée d'agir sur l'urèthre au moyen du galvanisme, elle était déjà venue à Crusell, puis à M. Wertheimber, et il est probable qu'elle les eût conduits à détruire les rétrécissements si la méthode eût été définie. Ils prétendaient seulement utiliser l'action résolutive de l'électrode négatif pour dissoudre les engorgements péri-uréthraux auxquels ils attribuaient un rôle considérable dans la production des rétrécissements. Les piles employées dans ces essais étaient insuffisantes pour opérer une perte de substance. M. Leroy d'Etiolles a fait connaître, dans le mémoire cité plus haut, les tentatives infructueuses de M. Wertheimber.

« La pile employée dans nos premières opérations comprenait 12 petits couples au bisulfate de mercure associés en tension. Plus tard, nous lui avons substitué une batterie de 18 couples de dimension moyenne, au protosulfate de mercure, dont un commutateur à double cadran de Gaiffe permettait de n'employer qu'une partie. Aujourd'hui, pour les batteries à demeure, nous conseillons ces couples, ou la pile de Léclanché, dont le collecteur est de peroxyde de manganèse, et dont le liquide est chargé d'un sel ammoniacal. Ces piles sont celles dans lesquelles nous avons rencontré au plus haut degré la constance d'action, la durée, et la commodité d'entretien. Les opérations au dehors ont été rendues faciles par la construction de la batterie portative de Gaiffe, formée de couples au chlorure d'argent.

« L'électrode uréthral consiste en un mandrin dont l'extrémité ferme, comme un embout, l'ouverture d'une sonde de gomme destinée à protéger les parties sur lesquelles ne doit pas porter la cautérisation.

L'extrémité du mandrin est un renflement cylindrique de 2 à 3 centimètres de long, afin de pouvoir agir latéralement sur une plus grande étendue, mais la tige est faite de fils métalliques tordus qui la rendent flexible et donnent ainsi plus de sécurité quand on opère dans la partie courbe de l'urèthre.

« Le chirurgien se tient à la droite du malade, et fixe l'excitateur positif sur la partie interne de la cuisse gauche : il consiste en un large bouton de charbon séparé de la surface cutanée par deux ou trois disques d'agaric mouillé. Une bande de caout-

chouc maintient ce contact d'une manière égale; on n'a plus
à s'en occuper.

« Tout étant disposé pour l'opération, le bouton de charbon
étant fixé sur la cuisse, et l'excitateur uréthral recouvert de la
sonde protectrice étant amené contre la face antérieure du rétrécissement, on ferme le circuit sur l'excitateur positif. Bientôt
survient une sensation de cuisson, qui, faible dès le début, diminue encore à mesure de la formation de l'eschare. On pousse
alors légèrement le mandrin, cautérisant ainsi à la fois d'avant
en arrière et latéralement. En poussant de temps en temps la
sonde sur le mandrin, de façon à n'en laisser saillir qu'une
faible partie, on limite à volonté la durée et par suite la profondeur de la cautérisation latérale, celle d'avant en arrière
continuant sans interruption. Enfin, quand l'obstacle est dé-
truit, la sonde passe sans difficulté par-dessus le renflement ter-
minal du mandrin.

« Après la séance et après vérification de l'agrandissement du
calibre de l'urèthre, les malades s'en allaient à pied prendre un
bain, quand ils avaient été opérés le matin. Cette précaution n'a
pas été prise avec les malades, peu nombreux, qui ont été opérés
le soir, et rien ne donne à supposer qu'ils s'en soient plus mal
trouvés. Il en est qui ont pu, immédiatement après l'opération,
reprendre des occupations pénibles, ainsi que le prouvent les
observations.

« Avec l'opération se termine le traitement; aucune manœuvre
ultérieure ne doit le compléter. Le cathétérisme, que nous avons
toujours pratiqué immédiatement après les séances de galvano-
caustique, et que nous avons ensuite répété de loin en loin,
n'avait d'autre but que de faire constater les résultats obtenus
et leur persistance.

« Nous avons vu ainsi que l'élargissement de l'urèthre n'était
pas ordinairement, aussitôt après l'opération, ce qu'il devait se
montrer huit ou quinze jours plus tard : au lieu de diminuer, le
calibre de l'urèthre augmente pendant quelque temps. Ce phénomène nous paraît devoir être rattaché à la résolution des engorgements péri-uréthraux situés dans la sphère d'action de
l'électrode négatif. »

près avoir relaté quarante observations, les auteurs du mémoire continuent ainsi :

« Les observations qu'on vient de lire nous dispensent d'insister sur la rapidité avec laquelle la galvano-caustique chimique appliquée à la cure des rétrécissements uréthraux, donne les résultats prochains les plus satisfaisants, au prix d'une opération qui n'est pas plus pénible que le simple cathétérisme. Comme, d'autre-part, il n'a pu être établi pour aucun des procédés anciens que la dilatation de l'urèthre une fois obtenue, la guérison fût durable, la supériorité du résultat immédiat suffirait à mériter la préférence à l'opération que nous recommandons ici. »

Les auteurs font ensuite remarquer qu'ils n'ont pas encore observé de récidives, quoique plusieurs de leurs opérations datent de quatre, cinq et six ans.

«Mais, disent-ils, on pourrait nous objecter que rien n'indique que les sujets qui n'ont pas été revus n'aient pas été atteints de récidive; qu'après une opération dont le bénéfice ne persiste pas, le malade, surtout dans le public des dispensaires et des hôpitaux, manque rarement de s'adresser à un chirurgien autre que celui qui l'a traité d'abord.

« A cela nous répondrons que le nombre de ceux de nos opérés qui ont été perdus de vue n'est pas considérable, et que nous sommes jusqu'ici à l'abri des désertions.

«Lorsque, sans traitement préparatoire et sans traitement consécutif, un malade a obtenu la guérison d'une infirmité pénible au prix d'une opération qui n'est pas douloureuse, il doit être, au cas d'une rechute, fort peu disposé à courir les chances et les ennuis d'un traitement par la dilatation ou par l'uréthrotomie. Sept de nos malades avaient déjà été uréthrotomisés ; un avait subi l'opération d'Heurteloup ; si la guérison que nous leur avons procurée ne devait pas se maintenir, nous sommes parfaitement sûrs de les revoir.

« La cautérisation galvano-chimique négative de l'urèthre est si peu douloureuse que des sensations fournies par les deux pôles, la plus remarquable a été généralement celle du pôle positif, malgré la précaution prise de séparer l'électrode de charbon de la surface interne de la cuisse par deux ou trois épais seurs d'agaric mouillé. Une fois cependant e sujet a accusé une douleur assez vive dont nous avons vainement cherché la raison. L'extrême pusillanimité du malade pourrait bien expliquer les premières plaintes, mais non leur persistance durant six minutes. Il y a là une condition accidentelle à étudier.

« L'hémorrhagie a été aussi notée quelquefois. Elle est exceptionnelle et ne s'est montrée que dans le cas où les explorations préliminaires avaient été laborieuses. Deux fois, le sang perdu aurait pu remplir un dé à coudre ; chez les autres malades la perte de sang n'a été que de quelques gouttes.

« Les déformations de la partie profonde de l'urèthre par des hypertrophies prostatiques rendent souvent, surtout chez les vieillards, l'émission des urines difficile, et deviennent même accidentellement cause de rétentions complètes. Lorsque l'obstacle est circonscrit et forme barrière, on peut l'attaquer par la galvano-caustique négative et le détruire. »

Dans une réédition de leur mémoire les auteurs mentionnent cependant quatre ou cinq cas de récidives dont le plus remarquable est celui d'un confrère qui a offert un exemple de rechutes à courtes échéances, et pensent qu'on pourrait les attribuer à des rétrécissements spasmodiques qui compliquent si souvent et si gravement les rétrécissements organiques.

Nous trouvons dans le *Courrier médical* de 1870, deux observations de rétrécissements infranchis de l'urèthre traités par la galvano-caustique chimique, à l'hôpital Beaujon, dans le service de M. Dubreuil, remplaçant M. le professeur Dolbeau. Nous les insérons ici à cause du cachet pour ainsi dire officiel de l'une d'elles :

Obs. Ire. — Reinohld (Michel), 60 ans, graveur, admis le 11 avril 1870 à l'hôpital Beaujon. Rétrécissement fibreux très-dur, situé à 8 centimètres du méat, et auquel le malade prête une origine qui mérite d'être rapportée.

Au mois d'août 1868, il se plaça, pour se préserver d'un orage, sous un arbre qui précisément fut frappé de la foudre. Reinohld fut trouvé quelques heures après sans connaissance, recouvert par cet arbre, et transporté à l'hôpital de Metz. Il avait une luxation de l'épaule droite, des contusions du genou et de la jambe gauche et des ecchymoses avec gonflement considérable du bas-ventre et des parties génitales. Il passa près de six mois à l'hôpital, et c'est de sa sortie qu'il fait dater les difficultés d'uriner. Il faut noter, toutefois qu'il avait eu quelques blennorrhagies vers l'âge de 24 ans.

Est-ce au traumatisme de l'urèthre qu'il faut rapporter la formation du rétrécissement, ou l'atrésie vésicale consécutive aux contusions pelviennes n'a-t-elle fait que rendre sensible pour le malade l'atrésie uréthrale depuis longtemps déjà existante, avec la blennorrhagie pour point de départ? C'est une question que le peu d'éclaircissements qu'il est possible d'obtenir du malade ne permet pas d'élucider.

L'exploration donne la sensation des rétrécissements les plu durs, les plus fibreux, type du rétrécissement traumatique, et semblerait confirmer le dire du malade, que c'est la fulguration, ou plutôt les contusions qu'il a reçues de ce fait, qui ont déterminé le rétrécissement.

La première tentative de cathétérisme fut suivie d'un accès de fièvre intermittente tierce qui dura trois semaines, malgré l'administration du sulfate de quinine à la dose de 60 centigr. par jour.

Les essais suivants faits avec des bougies filiformes diverses, en baleine et en gomme, ne déterminèrent que peu de fièvre, mais restèrent sans aucun résultat ; ils furent renouvelés huit ou dix fois, de deux jours l'un.

M. Dubreuil nous fit prier, dit M. Mallez, de voir le malade, le 23 avril, et les quelques tentatives de pénétration que nous fîmes ne furent pas plus heureuses que les précédentes.

Nous proposâmes alors à M. Dubreuil de pratiquer la galvano-caustique chimique, d'avant en arrière, sans cathétérisme préalable, ajoutant que la situation du rétrécissement dans la portion droite de l'urèthre rendait cette manœuvre facile et inoffensive.

Elle fut faite le surlendemain, 25 avril, devant M. Dubreuil et les élèves du service. La bougie à galvano-caustique, laissée en place dix-sept minutes, et en communication avec une pile portative (modèle Gaiffe), au chlorure d'argent, de 36 éléments, dont 24 seulement étaient utilisés, traverse le rétrécissement.

La douleur, comme toujours, se fit sentir à la cuisse, où se fixe le pôle positif, et elle fut nulle ou tout à fait insignifiante dans l'urèthre, c'est-à-dire au point d'action du pôle négatif. Il n'y eut pas non plus d'hémorrhagie.

Une bougie en gomme ordinaire, n° 15, fut introduite immédiatement après l'opération jusque sur le point qui venait d'être soumis à l'action du caustique, sans insister pour pénétrer le rétrécissement de peur de déterminer quelque accident.

Un accès se produisit le lendemain, mais moins intense que celui qui avait marqué le premier cathétérisme, et il ne se reproduisit pas après l'administration du sulfate de quinine à la dose de 0,60 centigrammes.

C'est une observation qu'on a souvent l'occasion de faire en pratiquant la galvano-caustique chimique uréthrale, qu'une séance de quinze ou dix-huit minutes provoque moins de fièvre qu'une simple exploration uréthrale.

Six jours après, je revins et je fis de nouveau une tentative très-légère de pénétration. J'y renonçai tout aussitôt, et, le surlendemain, je revis le malade et j'introduisis une bougie n° 14, très-facilement, bientôt après les nᵒˢ 20 et 21 suivirent, et c'est avec une dilatation de 7 millim. de diamètre (filière Béniqué) que le malade quitta l'hôpital pour l'asile de Vincennes, le 8 juillet.

Obs. II. — La seconde observation, qui offre bon nombre d'analogies avec la précédente, a été recueillie à notre clinique de la rue Christine.

Dambert. place Rambouillet, rue de Charenton, charron de son état, ne se rappelle pas avoir jamais eu de blennorrhagies, et il ne fait remonter ses difficultés d'uriner qu'à deux ans, et depuis dix-huit mois surtout il urine goutte à goutte.

Plusieurs médecins n'ont pu réussir à pénétrer dans la vessie, et à l'hôpital du Midi où il était entré pour un abcès du testicule, dit-il, vraisemblablement un abcès urineux dont la trace est encore visible, on n'a pas pu davantage introduire une bougie filiforme ou une sonde dans la vessie. Depuis trois mois, il porte un urinal, l'urine s'écoulant goutte à goutte.

A l'exploration, on constate un obstacle dur, infranchissable, situé à 10 centim. du méat.

Le 21 mai 1870, notre aide de clinique, M. Masbrenier, fait pendant un quart d'heure des tentatives répétées de cathétérisme avec des bougies nᵒˢ 3 et 4 de la filière Charrière et avec des bougies en baleine.

Le 23 mai, j'ai fait moi-même des essais analogues, sans plus de succès, et je me décide à pratiquer la galvano-caustique uréthrale, d'avant en arrière, sans guide, en renouvelant pour les assistants la remarque que j'avais faite à l'hôpital Beaujon, remarque qui s'applique à tous les moyens d'attaquer les rétrécissements d'avant en arrière, sûrement applicables jusqu'à 10 ou 12 centimètres, ajoutant que la galvano caustique antérograde offrait surtout l'avantage d'agir lentement et de permettre ainsi de mieux s'assurer de la position de l'instrument.

L'électrode négatif introduit dans l'urèthre, le positif fixé sur la cuisse par un large tampon, le circuit est resté fermé sur 18 éléments au chlorure d'argent pendant treize minntes, et retiré. On a pu faire passer immédiatement dans l'urèthre une bougie n° 20.

L'hémorrhagie ne s'est produite ni par la galvano-caustique, ni par l'introduction de la bougie dont j'ai fait suivre l'opération, contrairement à ce qu'il faut conseiller et à ce que nous faisons d'ordinaire, mais que j'ai tenu à faire dans cette occasion comme démonstration. A l'hôpital Cochin, on a récemment employé avec succès le même procédé.

Des résultats semblables ont été obtenus en différents pays par des chirurgiens très-recommandables qui ont employé la galvano-caustique chimique.

Ainsi, à Saint-Pétersbourg, M. Couriard, médecin de l'hôpital Marie, a communiqué quatorze observations à la Société générale des médecins de cette ville, et ses expériences personnelles l'ont conduit aux mêmes conclusions que les auteurs de la méthode.

A Vienne, le Dr Beer a fait trois opérations qui ont également réussi.

Nous avons eu fréquemment l'occasion de voir M. Mallez à son dispensaire appliquer son procédé opératoire avec un succès qui ne s'est jamais démenti. Notre opinion, ainsi que celle des nombreux médecins français et étrangers qui en ont, comme nous, été témoins, est qu'avant peu d'années, le traitement des rétrécissements de l'urèthre par la galvano-caustique chimique aura acquis une supériorité tellement incontestable, que les praticiens les plus routiniers et les plus rebelles à l'évidence seront forcés d'y recourir par les instances même des malades.

www.ingramcontent.com/pod-product-compliance
Ingram Content Group UK Ltd.
Pitfield, Milton Keynes, MK11 3LW, UK
UKHW020002100726
13658UKWH00002B/764